Dr. med. Lüder Warnken

Scheiße, ein Notfall

Bibliografische Information der Deutschen Nationalbibliothek
Die Deutsche Nationalbibliothek verzeichnet diese Publikation in der Deutschen Nationalbibliografie. Detaillierte bibliografische Daten sind im Internet über https://dnb.de abrufbar.

Für Fragen und Anregungen
info@m-vg.de

Wichtige Hinweise
Dieses Buch ist für Lernzwecke gedacht. Es stellt keinen Ersatz für eine individuelle medizinische Beratung dar und sollte auch nicht als solcher benutzt werden. Wenn Sie medizinischen Rat einholen wollen, konsultieren Sie bitte einen qualifizierten Arzt. Der Verlag und der Autor haften für keine nachteiligen Auswirkungen, die in einem direkten oder indirekten Zusammenhang mit den Informationen stehen, die in diesem Buch enthalten sind.

Ausschließlich zum Zweck der besseren Lesbarkeit wurde auf eine genderspezifische Schreibweise sowie eine Mehrfachbezeichnung verzichtet. Alle personenbezogenen Bezeichnungen sind somit geschlechtsneutral zu verstehen.

Originalausgabe
1. Auflage 2024

Türkenstraße 89
80799 München
Tel.: 089 651285-0

Redaktion: Caroline Kazianka
Umschlaggestaltung: Sonja Vallant
Umschlagabbildung: Matthias Rethmann (Cover); Katharina Borgs (Rückseite)
Abbildungen im Innenteil: alle Illustrationen von Katharina Borgs
Autorenfoto auf Seite 157: Matthias Rethmann
Layout und Satz: feschart print- und webdesign, Michaela Röhler, Leopoldshöhe
Druck: Florjancic Tisk d.o.o., Slowenien
Printed in the EU

ISBN Print 978-3-7423-2472-6
ISBN E-Book (PDF) 978-3-7453-2248-4
ISBN E-Book (EPUB, Mobi) 978-3-7453-2247-7

Dr. med. Lüder Warnken

Scheiße, ein Notfall

Warum Erste Hilfe ganz einfach ist und wie du richtig handelst, wenns drauf ankommt

Mit spannenden Geschichten aus dem Alltag eines Notarztes

riva

INHALT

GRUNDSCHRITT FÜR DIE ERSTE HILFE

von Dr. Johannes Wimmer

»Was genau ist zu tun, wenn man in eine Situation gerät, in der man Erste Hilfe leisten muss?« Diese Frage beschäftigt uns alle spätestens dann, wenn wir den Führerschein machen und uns im Erste-Hilfe-Kurs wiederfinden. Dieser ist dann in der Regel an einem Wochenende, an dem man sich als junger Erwachsener viel zu früh aus dem Bett schälen muss und eigentlich auch viel spannendere Dinge vorhatte. So, und dann wird das Ganze mit einem straffen Programm durchgezogen, das dem eines Bootcamps gleicht. Je nach Kursleiter werden unzählige Informationen über rechtliche Auflagen, über die Symptome bestimmter Erkrankungen, die man im Idealfall erkennen sollte, über Lagerungstechniken für spezielle Notfälle und Verhaltensregeln heruntergerattert. Anschließend werden einige Handgriffe erklärt und im besten Fall von jedem Kursteilnehmer einmal kurz geübt, sodass am Ende des Wochenendes jeder jeden Kursteilnehmer irgendwie verbunden, gedreht, gelagert und schambehaftet angelächelt hat. Meistens ist es jedoch so, dass noch nicht einmal alle Kursteilnehmer praktisch üben, sondern manche nur zusehen. Und dann geht's zurück in die Fahrschule und rauf auf die Autobahn.

Tja, und dann? Was ist, wenn man auf einmal wirklich in eine Notfallsituation gerät und helfen muss, dieser Erste-Hilfe-Kurs allerdings schon eine viel zu lange Zeit zurückliegt? Dann erinnert man sich an nichts von dem Gelernten oder vielleicht doch irgendwie an etwas, allerdings nur bruchstückhaft, und letztendlich ist man noch verwirrter, als man es damals im Erste-Hilfe-Kurs bereits war. Schließlich will niemand einen Fehler machen, wenn es um die Gesundheit oder sogar das Leben eines anderen Menschen geht. Und das ist auch genau richtig! Deshalb ist die gute Nachricht: So kompliziert, wie die meisten Menschen denken, ist Erste Hilfe nicht und vor allem sind ganz viele Informationen, die im klassischen Erste-Hilfe-Kurs auf dem Lehrplan stehen, im echten Notfall für euch als Ersthelfer tatsächlich überhaupt nicht so wichtig.

Versteht mich bitte nicht falsch, ich bin ein großer Fan der medizinischen Wissensvermittlung für Privatpersonen, denn Wissen ist häufig tatsächlich die beste Medizin. Allerdings ist das nur dann der Fall, wenn die Informationen in Ruhe, verständlich, nachvollziehbar und vor allem im Umfang so angemessen aufbereitet werden, dass sie euch als Privatpersonen auch im Ernstfall etwas nützen. Und eben genau das ist in den allermeisten Fällen leider nicht der Fall, wenn man in sehr kurzer Zeit mit komplizierten Anweisungen überhäuft wird. Zum Thema Erste Hilfe sind viele Kursinhalte schlichtweg zu detailreich ausgearbeitet, um all diese Informationen in der Kürze der Zeit, die so ein Kurs bietet, so abspeichern und verinnerlichen zu können, dass sie letztlich auch wirklich von Nutzen sind, wenn es drauf ankommt. In einer Notfallsituation fühlen sich Ersthelfer dann häufig sehr unter Druck, weil sie sich beim Helfen natürlich an all die Details zu erinnern und sie möglichst akkurat umzusetzen versuchen, sodass sie vor Angst kaum handlungsfähig sind. Genau diese Angst muss jedoch nicht sein, denn Erste Hilfe kann wirklich jeder leisten, sofern das Konzept auf die Grundschritte reduziert wird.

Ein bisschen kann man sich das wie beim Tanzen vorstellen. Wenn ihr zum Beispiel den Discofox lernt, geht es erst mal um den Grundschritt. Und der ist wirklich simpel: Schritt, Schritt, Tap. Schritt, Schritt, Tap. Fertig. Drei einfache Bewegungen, die schnell im Kopf abgespeichert sind und ebenso schnell wieder abgerufen werden können, sobald auf dem Schützenfest euer Lieblingsschlager ertönt. Dann heißt es, rauf aufs Parkett und los geht der Schiebemax. Manche Paare neben euch tanzen vielleicht eine komplizierte Figur nach der anderen. Und das sieht nach einer großen Menge Spaß aus, aber es bleibt ein Discofox. Egal, wie spektakulär die Drehungen sind, sie basieren alle auf dem Grundschritt: Schritt, Schritt, Tap. Damit die komplizierten Figuren flüssig getanzt werden können, ohne groß nachzudenken, braucht es im Gegensatz zum Grundschritt ein zeitaufwendiges und intensiveres Training, das aus Üben, Üben und nochmals Üben besteht. Bis zum Erbrechen sozusagen. Damit sich die Bewegungsabläufe im Kopf verankern und in dem Moment abrufbar sind, wenn euer Lieblings-Viervierteltakt erklingt.

Was ich damit sagen will, ist: Natürlich kann es in einigen Situationen von Vorteil sein, auftretende Symptome richtig interpretieren und bestimmten Erkrankungen zuordnen zu können. Und natürlich ist es toll, wenn man für jeden besonders gelungenen Druckverband einen Schönheitspreis verliehen bekommt. Aber all diese Dinge sind wie die komplizierten Drehungen beim Discofox – sehr hübsch, aber definitiv nicht elementar. Und vor allem: Sie kommen, nachdem der Grundschritt sitzt. Geht es nämlich um Erste Hilfe, dann muss das oberste Ziel sein, dass Menschen sich in der Lage fühlen, schnell zu helfen, ohne erst über komplizierte Abläufe zu grübeln. Der Grundschritt für die Erste Hilfe muss also im Idealfall so simpel strukturiert sein wie beim Discofox. Ganz nach dem Motto: einmal gelernt, nie wieder vergessen, Schritt, Schritt, Tap eben. So, und alles andere, jede Drehung, jede Hebefigur und jeder spektakuläre Hopser, baut später auf diesem Grundschritt auf und ist für die große Show ganz sicher nice to have, aber nicht zwingend notwendig, um Discofox zu tanzen, wenn zum achten Mal *Atemlos* über den Dorfplatz dröhnt.

Genau dies hat Dr. Lüder Warnken sich zur Mission gemacht. Er hat für euch den Grundschritt für die Erste Hilfe so konzipiert, dass er sich ruck, zuck in euren Köpfen verankert und dann, ohne lange nachzudenken, abrufbar ist, sobald ihr ihn braucht. Denn wenn wir ehrlich sind, grübeln die meisten von uns seit dem ersten Erste-Hilfe-Kurs im Geheimen immer noch darüber nach, welches Bein über welchen Arm gelegt, gedreht und verknotet werden muss, während wir der Leitstelle des Rettungsdienstes einen detaillierten Bericht der Symptome mit anschließender Differenzialdiagnose aufsagen und nebenbei mit bloßen Händen den offenen Beinbruch richten und fachlich korrekt schienen. Damit ist jetzt Schluss, mit diesem Buch lernt ihr den Grundschritt der Ersten Hilfe und habt damit die perfekte Basis, um jederzeit kompetent helfen zu können. Und selbstverständlich könnt ihr, wenn ihr möchtet, anschließend in Notfalltrainings oder Aufbaukursen die eine oder andere Spezialdrehung on top einstudieren – müsst ihr aber nicht. Den Text von *Atemlos*, den dürft ihr allerdings schon einmal verinnerlichen. Dieser Song ist nämlich ein Garant für den richtigen Takt – sowohl beim Discofox als auch bei der Ersten Hilfe.

In diesem Sinne wünsche ich euch jetzt ganz viel Spaß beim Lesen. Denn neben Lüders hervorragendem Erste-Hilfe-Grundschritt gibt es außerdem noch eine ganze Menge witziger und irrwitziger Geschichten aus dem Rettungsdienst, die zeigen, wie simpel es im Grunde ist, selbst als Privatperson Leben zu retten.

Euer Dr. Johannes Wimmer

LACHEN, LERNEN, LEBEN RETTEN – DAS IST MEINE MISSION

Mein Name ist Dr. Lüder Warnken, ich bin 17 Jahre alt, kleiner Scherz, komme aus Hamburg und bin Comedian und tatsächlich Notarzt. Das mit dem Notarzt muss ich so betonen, denn viele Menschen glauben es einfach nicht. Deshalb ist es auch keine Seltenheit, dass die Menschen nach meinen Auftritten Sätze wie »Das nenne ich mal einen talentierten Schauspieler, der hat den Notarzt richtig authentisch rübergebracht!« fallen lassen. Und ich weiß, die Ähnlichkeit mit George Clooney ist verblüffend, aber der Kollege spielt den Doc nur, ich arbeite wirklich als Notarzt. Was allerdings nicht bedeutet, dass mir diese Rolle beim Einsatz im Rettungsdienst abgenommen wird. Selbst da passiert es, dass bei meinem Erscheinen die Patientin oder der Patient enttäuscht anmerkt: »Ach, ich dachte eigentlich, da kommt auch ein Notarzt mit.« Dann drehe ich mich um, zeige den Schriftzug »Notarzt« auf meiner Jacke und antworte freundlich, dass ich der Notarzt bin. Worauf eine Dame einmal sagte: »Na, warum zeigen Sie mir das denn nicht gleich?!«

Immerhin haben die meisten Comedy-Kollegen, mit denen ich zusammen bei Shows auftrete, inzwischen verstanden, dass ich ein echter Notarzt bin und nicht nur eine Rolle spiele. An dieser Stelle gibt es allerdings ein ganz anderes Problem, denn manche Kollegen denken, dass ich immer, also 24 Stunden am Tag und sieben Tage die Woche, als Notarzt unterwegs und einsatzbereit bin. Aus diesem Grund fragte mich ein Kollege bei einer Show in Krefeld sogar: »Sag mal, Lüder, wie läuft das, wenn du zu einem Einsatz gerufen wirst, während du auf der Bühne stehst? Gehst du dann einfach?« Im ersten Augenblick dachte ich, der will mich auf den Arm nehmen, aber es war sein voller Ernst. Da habe ich kurz überlegt, ob ich ihm das jetzt wirklich seriös erkläre, dass es auch für Rettungskräfte Arbeitszeiten gibt und wir in unserer Freizeit machen können, was wir wollen, und dann auch nicht zum Notfall müssen. Die Frage war allerdings so unglaublich abgefahren, dass ich mich gegen die Rolle des ernst zu nehmenden Notarztes mit einer sachlichen Antwort und für den Comedian mit einer ironischen Retourkutsche entschied: »Das funktioniert folgendermaßen«, sagte ich deshalb todernst, »wenn ich hier in Krefeld auf der Bühne stehe und einen Notarzteinsatz bekomme, dann mach ich natürlich meine Show erst mal fertig. Die Leute haben schließlich für ihre Karten bezahlt. Danach gehe ich gemessenen Schrittes zum Krefelder Hauptbahnhof, suche mir da die passende Zugverbindung nach Hamburg raus und bin etwa sechseinhalb Stunden später da. Sobald ich angekommen bin, hole ich mir schnell ein Franzbrötchen vom Bäcker und laufe zu der Adresse, die mir aufs Handy gefaxt wurde. Das Gute an der Sache ist, dass sich das Problem mit der Atemnot meistens bereits erledigt hat und ich direkt weiter nach Hause kann. So funktioniert Rettungsdienst in Hamburg.« Und schon haben wir gemeinsam die Frage »Warum nimmt man mir den Comedian eher ab als den Notarzt?« geklärt.

Aber kommen wir nun zu dem Thema, um das es in diesem Buch geht. Eine typische Frage, die man als Notarzt oft gestellt bekommt, ist diese: »Sieht man als Notarzt nicht jeden Tag ganz furchtbare Sachen? Also, ich könnte das ja nicht!« Natürlich sieht man als Notarzt im Rettungsdienst unter anderem furchtbare Sachen. Eine davon ist zum Beispiel, dass der Kollege im Rettungswagen innerhalb von 20 Minuten den dritten Döner isst und danach das Zaziki vom Lenkrad leckt. Damit kann ich aber inzwischen ganz gut umgehen, weil ich einfach im Einsatz meine Brille absetze. Und ob ihr es glaubt oder nicht, nach den Comedy-Shows kommen immer wieder Leute zu mir und sagen: »Du, Lüder, jetzt mal ganz im Ernst – als Notarzt im Einsatz die Brille abnehmen, das ist doch ein Scherz, oder?« Dann antworte ich: »Nein, Eigenschutz geht vor Versorgungsqualität!« Aber selbstverständlich ist das ein Scherz! Diesen Humor braucht man nämlich als Notarzt, weil man eben wirklich schlimme Dinge mitbekommt.

Aber vor allem habe ich die Möglichkeit, ganz vielen Menschen zu helfen, und zwar nicht nur dabei, die Einkaufstüten in den dritten Stock zu tragen, sondern zu überleben, wenn sie ein fettes medizinisches Problem haben. Damit sind wir direkt beim Thema: Im Notfall zu helfen ist so viel einfacher, als ihr denkt. Deshalb ist meine persönliche Mission, Deutschland gemeinsam mit euch zum besten Ersthelferland der Welt zu machen. Ich weiß, das klingt sehr heroisch, ist aber bitter nötig und überhaupt nicht kompliziert.

Wir müssen nur einen ganzen Haufen erlernter Dinge und Leitsätze über Bord werfen und durch eine viel simplere Vorgehens- und Denkweise ersetzen. Ihr kennt doch garantiert alle den Spruch, der einem im Erste-Hilfe-Kurs zur Begrüßungsmotivation entgegengeschmettert wird: »Es ist besser, etwas falsch zu machen, als nichts zu tun.« Ganz ehrlich, das ist schön gedacht, aber in welchem Universum ist es »besser, etwas falsch zu machen«? Lasst uns die eigentlich gut gemeinte Message bitte sinnvoll umformulieren:

»Statt kompliziert das Falsche, ganz einfach das Richtige machen.

Genau so ist es nämlich. Und es ist viel einfacher, das Richtige zu tun, als viele glauben. Aber weil die meisten Menschen Angst haben, etwas falsch zu machen, machen sie stattdessen was? Genau: nix! Wenn zum Beispiel im Jahr 2013 in Deutschland jemand kollabiert ist, haben nur in 17 Prozent der Fälle die Umstehenden mit der Herzdruckmassage begonnen, während es in den Niederlanden und in Skandinavien 70 Prozent waren. Da stellt man sich schon die Frage: Warum ist der Unterschied so groß? Haben wir das mit der Ersten Hilfe in Deutschland nicht so drauf oder wollen wir einfach keine Menschen retten?

Um diese Fragen zu beantworten, müssen wir uns einmal ansehen, was wir den Teilnehmenden in den letzten 300 Jahren in Erste-Hilfe-Kursen mitgegeben haben. Denn ich glaube, dass wir zwei Sachen so richtig schön verkackt haben. Das Erste ist, wir haben den Teilnehmenden vermittelt, dass sie im Notfall nur dann effektiv helfen können, wenn sie das Medizinstudium bis zum Physikum absolviert haben und diverse Erkrankungen diagnostizieren können. Wie zum Beispiel den Unterschied zwischen einem Hitzeschlag und einer Hitzeerschöpfung. Glaubt mir, den können einige Profis nicht einmal genau definieren! Auch heute noch wird in Erste-Hilfe-Kursen über den Symptomkomplex Schlaganfall geredet, was zugegebenermaßen eine beschissene Krankheit, für den Ersthelfer aber im Grunde erst einmal total egal ist.

Warum das Wurscht ist, das werdet ihr verstehen, wenn wir hier ein gutes Stück weiter sind, das verspreche ich. Und dann werdet ihr auch wissen, wie einfach ihr Leben retten könnt, ohne eine Diagnose im Kopf zu haben.

Das Zweite, was wir in Erste-Hilfe-Kursen falsch gemacht haben, ist: Wir haben die Teilnehmenden in den Kursen bedroht. Ja, richtig gehört! Einer der ersten Hinweise ist nach dem gängigen Kurs-Prozedere nämlich folgender: »Nach Paragraf 323c, Strafgesetzbuch, ist es unterlassene Hilfeleistung, wenn du nichts oder etwas falsch machst.« Diese Information hat sehr erfolgreich dazu geführt, dass ein Ersthelfer in Deutschland im Notfall total verunsichert und mit schlotternden Beinen dasteht und nicht weiß, was er tun soll. Dabei ist es völlig egal, ob ihr niedergelassener Arzt seid, im Krankenhaus auf Station arbeitet oder gerade dieses Buch hier lest, wir alle können nur auf drei verschiedene Notfallsituationen zukommen, für die es ganz simple Vorgehensweisen gibt. Welche drei Notfallsituationen das sind und was ihr dann macht, das erkläre ich euch gleich hier in diesem Buch *Scheiße, ein Notfall.*

Bevor wir aber dazu kommen, möchte ich noch kurz erklären, wie es überhaupt zu diesem Straßenwort-Titel kam. Ganz ehrlich – als ich darüber nachdachte, wie ich mein Show-Programm nennen will, war das der naheliegende Titel, denn genau das ist der erste Gedanke, der den Menschen durch den Kopf geht, wenn sie in einer Notfallsituation helfen müssen. Allerdings musste ich auch feststellen, dass *Scheiße, ein Notfall* ganz offensichtlich ein wirklich krasser Programmtitel ist. Als ich einmal in einer Talkshow war, haben die Medienmenschen mir unten in die Bauchbinde geschrieben: Lüder Warnken mit seinem Bühnenprogramm *Hilfe, ein Notfall.*

Da habe ich natürlich in der Redaktion angerufen und nachgefragt: »Sagt mal, wie kommt ihr denn auf Hilfe?« Wir haben zehnmal vor der Aufzeichnung genau deswegen telefoniert. Da haben die Menschen vom Sender wohl gedacht, dass das Wort »Scheiße« vielleicht eine Nummer zu heftig für die Zielgruppe sein könnte und es einfach in »Hilfe« umgewandelt. Das Schöne an diesem Dilemma war, dass ich einen Tag nach der Ausstrahlung eine

Nachricht von meiner Tante bekommen habe, in der sie schrieb: »Lieber Lüder, das war ein toller Auftritt in der Talkshow und schön, dass du den Namen von deinem Programm geändert hast.« Was die Zielgruppe des Senders angeht, lag die Redaktion also anscheinend wirklich richtig. Was die Zielgruppe für mein Bühnenprogramm und dieses Buch betrifft, bin ich allerdings fest davon überzeugt, dass »Scheiße« genau das richtige Wort ist, denn, wie gesagt, das erste Wort, das man denkt, wenn man Erste Hilfe leisten muss, ist: »Shit!«

Aber zurück zum Thema – warum tun wir uns mit dem Helfen so schwer? Leider glauben wir in Deutschland, dass die Kursteilnehmer umso fitter für den Notfall sind, je mehr wir mit ihnen in Notfalltrainings über verschiedene Krankheiten, Symptome und Maßnahmen reden. Es ist aber genau das Gegenteil der Fall. Natürlich könnte ich euch hier etwas zu den verschiedenen Stadien der Herzinsuffizienz erzählen, sodass ihr es am Ende auch verstanden habt, aber für einen Notfall bringt euch das gar nichts. Je mehr Informationen und Verzweigungen es bei Entscheidungen gibt, umso größer ist die Chance, dass ihr euch im Ernstfall nicht mehr daran erinnern könnt. Und das habe ich mir nicht ausgedacht, dazu haben sehr clevere Lernpsychologen ganz viel geforscht und den Zusammenhang belegt.

Es ist eben ein Riesenunterschied, ob ihr zum Beispiel in einer Firma arbeitet und eine neue komplexe Abrechnungssoftware bekommt. Da sitzt ihr in der Fortbildung, hört euch an, was zu tun ist, und übt, wie das neue Programm funktioniert. Ab diesem Tag benutzt ihr die neue Software jeden Tag und spätestens sechs Monate später seid ihr richtig fit im Umgang damit.

Ein Notfall ist aber etwas, das selten bis nie passiert. Sogar die Profis in einer Arztpraxis müssen nicht drei Reanimationen am Tag durchführen. Das heißt aber eben auch, dass all die komplexen Informationen, die für einen Notfall vermittelt werden, im Ernstfall eher dazu führen, dass ihr überfordert seid, weil ihr euch nicht genau erinnert, weil ihr versucht, euch die Reihenfolgen in den Kopf zu rufen, und dann eher handlungsunfähig als handlungsfähig werdet.

Deshalb muss das, was euch in Erste-Hilfe-Kursen beigebracht wird, sinnvollerweise so simpel wie möglich sein.

Das beste Beispiel für den positiven Effekt einer Simplifizierung der Maßnahmen im Laienbereich ist die Kampagne »Ein Leben retten« vom Berufsverband Deutscher Anästhesisten (BDA) und der Deutschen Gesellschaft für Anästhesiologie und Intensivmedizin (DGAI). Denn weil in den Niederlanden und Skandinavien so viel mehr Menschen mit der Wiederbelebung beginnen als in Deutschland, war der Ansatz zu sagen: »Wir brauchen den Ersthelfer vor Ort, und damit der auch anfängt zu drücken, müssen wir es einfacher machen mit der Wiederbelebung. Im Zweifel ohne Beatmung.« Daraufhin gab es einen riesigen Aufschrei in der Erste-Hilfe-Community, man könne doch nicht einfach die Beatmung aus dem Ablauf streichen. Doch, kann man. Bei den Amerikanern ist das schon seit Jahren mit Erfolg passiert. In den USA heißt es nämlich: *Compressions only*, also: »Nur drücken«. Und auch bei uns hat sich diese kleine Änderung als erfolgreich erwiesen. Denn jetzt, zehn Jahre später, beginnen nicht mehr nur 17, sondern schon 50 Prozent der Umstehenden mit der Herzdruckmassage, wenn jemand kollabiert.

Im Laufe der nächsten Kapitel werden wir gemeinsam durchgehen, wie simpel es ist, richtig zu helfen. Und natürlich ist Wissen die beste Medizin, aber eben nur das für die Situation relevante Wissen. Es hilft niemandem, wenn ihr die Diagnose Herzinfarkt mit einer auswendig gelernten Examensarbeit aufsagen könnt, aber Onkel Eberhard nicht reanimiert habt. Los geht's, Schritt für Schritt und ganz einfach – versprochen!

1

Keine Angst vor dem Notfall

SCHLUSS MIT DEM KOPFKINO

Ein Hauptgrund, warum die meisten Menschen sich nicht trauen, bei einem Notfall zu helfen, ist Angst. Und das ist auch vollkommen nachvollziehbar, denn wenn neben einem an der Bushaltestelle ein älterer Herr zusammenklappt oder man gerade gemütlich auf der Autobahn um eine Kurve fährt und sich direkt vor der Nase ein Unfall ereignet, dann bekommt man im ersten Moment logischerweise Schiss. Mal ehrlich, der erste Gedanke, der einem dabei durch den Kopf schießt, ist in der Regel: »Mist, ich bin der oder die Erste am Unfallort, ich bin Ersthelfer.« Und zack, hat sich auch schon das Gedankenkarussell in Gang gesetzt und euch kommen die wahnwitzigsten Bilder in den Kopf: Da sind eingeklemmte Personen in Autos, deren Motorhaube brennt, wodurch die Karre garantiert jeden Moment in die Luft fliegen wird. Ihr denkt an Blut, offene Schädel, und der Opa an der Bushaltestelle ist ganz sicher nicht nur umgekippt, weil er vergessen hat zu frühstücken, sondern weil er wahrscheinlich eine unbekannte Erkrankung hat, die ihn jeden Moment zucken, zappeln und spucken lassen wird, wodurch ihr euch ebenfalls infizieren werdet. Wie soll man bei diesem Kopfkino souverän als Ersthelfer handeln? Vor allem, wenn man wenig Erfahrung auf diesem Gebiet hat.

Ganz einfach, macht euch bewusst, dass diese Horrorszenarien eher unwahrscheinlich sind und der Grund für euer Kopfkino vor allem Hollywood ist! Diese richtig, richtig üblen Szenen spielen sich doch sehr viel seltener in der Realität ab als auf der Leinwand. Die Angst davor, Ersthelfer zu sein, ist also absolut unbegründet, aber leider immer noch vorhanden. Dafür haben, wie gesagt, auch die klassischen Erste-Hilfe-Kurse gesorgt, die wir vor Urzeiten alle einmal absolviert haben. Das Erste, was man dort hört, ist, was man alles falsch machen kann, gefolgt von Informationen über Reihenfolgen, die unbedingt einzuhalten sind, über Diagnoseverfahren bis hin zu Paragrafentexten, die einem suggerieren, dass man eventuell ein rechtliches Problem an den Hacken hat, wenn man nicht zu 100 Prozent korrekt handelt. Garniert wird das Ganze dann noch mit der Angst, der Person, die Hilfe benötigt, aus Versehen zusätzlich Schmerzen oder Schaden zuzufügen, weil der letzte Erste-Hilfe-Kurs schon so lange her ist, dass man noch nicht einmal den Ansatz eines routinierten Gefühls verspürt, wenn man an die Herzdruckmassage denkt.

So, und nun ratet mal, welche dieser beschriebenen Ängste tatsächlich berechtigt ist? Genau – die Angst, einem anderen Menschen aus Versehen zu schaden. Das will niemand. Alles andere sind vollkommen unnötige Bedenken, die ihr wirklich nicht haben müsst, wenn ihr als Ersthelfer agiert. Und vor allem müsst ihr euch nicht vor rechtlichen Konsequenzen fürchten.

Als Ersthelfer seid ihr immer zu 100 Prozent geschützt.

Das bedeutet: Wenn ihr als Ersthelfer einen Fehler machen solltet, werdet ihr nicht verklagt! Bevor wir über diesen Punkt gleich noch einmal genauer sprechen, kommen wir erst noch einmal zur Angst, etwas falsch zu machen, zurück. Im Erste-Hilfe-Kurs wird diese Angst, wie ich zu Beginn des Buches bereits gesagt habe, gern mit dem Satz »Man kann nichts falsch machen, außer man tut nichts« abgebügelt. Aber mal ehrlich, so wirklich beruhigend klingt das nicht. Deshalb formulieren wir diesen Satz jetzt noch einmal um, damit die Intention klarer wird: »Statt kompliziert das Falsche, ganz einfach das Richtige machen.«

Das Wichtigste zuerst

Wenn ihr zu einer Notfallsituation kommt, dann sprechen wir nicht davon, dass jemand auf einer Bank sitzt und Trübsal bläst, weil sein Freitag sich eher wie ein Montag anfühlt. Nein, dann sprechen wir davon, dass ein Mensch in einer Situation ist, in der er wirklich Hilfe von Profis, also von Rettungskräften, benötigt. Diese Rettungskräfte müssen aber von jemandem kontaktiert werden – und genau an dieser Stelle kommt ihr als Ersthelfer ins Spiel. Ihr müsst anrufen, und zwar die Nummer 112. Das ist eine ziemlich simple Aufgabe, vor der man auf keinen Fall Angst haben muss.

Der zweite Teil der Aufgabe eines Ersthelfers ist dann ein bestimmtes Vorgehen, um die Sicherheit und Betreuung der betroffenen Person zu gewährleisten, bis die Profis eintreffen. Die beste Nachricht hierzu ist: Alle Notfälle lassen sich einer von nur drei verschiedenen Notfallsituationen zuordnen. Und diese drei Notfallsituationen sowie das jeweilige Vorgehen schauen wir uns gleich einmal genauer an, damit klar wird, dass es wirklich ganz einfach ist, das Richtige zu tun.

MUT ZUM HANDELN

Wenn ihr als Ersthelfer aktiv werdet, helft ihr nicht nur der betroffenen Person, sondern auch den Rettungskräften. Der gerufene Rettungsdienst ist nämlich darauf angewiesen, dass ein Ersthelfer in der Zeit bis zu seinem Eintreffen vor Ort zur betroffenen Person geht, ihr hilft und beisteht. Deshalb wird auch niemals ein Rettungsdienstmitarbeiter zu einem Ersthelfer sagen: »Ui, ui, ui, mein lieber Ersthelfer, das, was du da gemacht hast, das ist ja eher so mittelmäßig bis schlecht gelaufen! Dafür bekommst du in Schulnoten eine Vier minus, 15 Punkte im Verkehrsregister in Flensburg, gehst nicht über Los und musst eine Geldstrafe von 10 000 Euro zahlen, nachdem dich alle schaulustigen Gaffer verklagt haben.« Das wird sicher nicht passieren! Denn, wie gesagt, ihr seid selbst im Zweifel als Ersthelfer zu 100 Prozent geschützt, egal was kommt.

Es wäre ja auch schlimm, wenn nicht! Selbst in den USA, wo ja Verklagen und Verklagtwerden eine Art Volkssport ist, gibt es das sogenannte *Samaritan Law*, also das Samariter-Gesetz, das Ersthelfer vor rechtlichen Konsequenzen schützt. Schließlich braucht auf der ganzen Welt der Rettungsdienst den Ersthelfer vor Ort. Oder, um das Ganze einmal andersherum aufzurollen: Es geht nicht darum, dass da jemand am Boden liegt, ihr hingeht und ihn absichtlich mit dem Schuh gegen den Kopf kickt, um zu überprüfen, ob er oder sie bewusstlos ist, und dann überrascht feststellt: »Oh, jetzt blutet er auch noch aus dem Ohr.« In diesem Fall könnte man zu Recht fragen, ob man den

Menschen nicht auch anders hätte ansprechen können – vielleicht mit einem freundlichen »Hallo, geht es Ihnen gut? Was ist passiert?«

Wenn ihr zu einem Notfall kommt, dann braucht es sicherlich einen Moment der Überwindung und etwas Mumm, um zur betroffenen Person zu gehen, die Lage zu checken und sie anzusprechen. Denn natürlich ist da die Befürchtung, dass es sich um einen schlimmen Notfall handeln könnte und man etwas falsch macht. Absolut nachvollziehbar. In dem Moment allerdings, in dem ihr euch zum Helfen entschieden habt, habt ihr bereits alles richtig gemacht, super!

Deshalb ist der erste Tipp, wenn ihr zu einem Notfall kommt: Drückt bitte beim Kopfkino direkt auf die Stopptaste und atmet tief durch. Ihr schafft das. Ganz sicher! Wie schon angekündigt, lassen sich alle Notfälle, in die ihr geraten könnt, nach simplen Mustern bewältigen. Die Abläufe sind dabei so einfach, dass ihr bereits beim Lesen dieses Buches merken werdet, dass ihr keine Angst vor dem Helfen haben müsst, nachdem wir die Handlungen einmal zusammen durchgegangen sind.

Also, wenn ihr zu einem Notfall kommt, dann nehmt euren Mut zusammen. Natürlich wird das spannend werden und aufregend, aber ihr seid wirklich abgesichert. Selbst wenn ihr den Begriff »instabile Seitenlage« neu definiert oder den Druckverband um den Hals ein Stückchen zu eng zieht, seid ihr safe. Ihr werdet fürs Helfen nicht verklagt werden und Angst vor Fehlern braucht ihr auch nicht haben. Versetzt euch dazu nur einmal in die Lage der betroffenen Person: Was würdet ihr schlimmer finden, wenn ihr an der Bushaltestelle kollabiert seid und euch dabei das Knie oder das Becken auf dem Kopfsteinpflaster zerlegt habt? Dass alle Passanten weitergehen und sich freuen, dass ihnen nun eine Person weniger im Bus den letzten Sitzplatz wegschnappen kann? Oder dass sich jemand zu euch herunterbeugt, dabei aus Versehen den lauwarmen Kaffee aus dem Mehrwegbecher ohne Deckel über eure neue Tasche schüttet, euch aber fragt, ob er oder sie euch helfen kann? Seht ihr, dachte ich es mir doch! Genau so sieht es nämlich aus – jeder Mensch in einer Notfallsituation ist froh, wenn ihm jemand hilft und nicht wegschaut. Selbst, wenn die neue Tasche in Mitleidenschaft gezogen wird. Und auch der Rettungsdienst weiß, wenn er von euch als Ersthelfer gerufen wurde, dass da jemand an der Seite der betroffenen Person die Stellung hält, der sein Bestes gibt.

Fassen wir noch einmal zusammen: Die Nervosität in einer Notfallsituation ist vollkommen normal und verständlich. Aber die Angst vor dem Helfen beziehungsweise die Angst davor, etwas falsch zu machen, ist unbegründet. Denn Helfen ist tatsächlich sehr, sehr simpel.

2

Mit Sicherheit zum Notfall

EIGENSCHUTZ NICHT VERGESSEN

Wenn ihr bei einem Notfall auf die Stopptaste des Kopfkinos gedrückt und all euren Mut zusammengenommen habt, dann erinnert euch noch einmal bewusst daran, dass ihr als Ersthelfer rechtlich vollständig abgesichert und versichert seid. Perfekt! Bevor ihr aber nun zu der betroffenen Person geht, um zu helfen, müssen wir noch die Aspekte für eure eigene Sicherheit durchgehen. Fakt ist nämlich: Es bringt niemandem etwas, wenn ihr beim Versuch zu helfen, selbst Schaden nehmt. Deshalb ist das Wichtigste in einer Notfallsituation auch:

» *Bevor ihr zur betroffenen Person geht, macht einen kurzen Rundumblick.*

Seid ihr zum Beispiel in einem Gebäude, könnte da etwas von der Decke fallen oder einstürzen? Riecht es komisch oder brennt es irgendwo? Befindet ihr euch auf einer befahrenen Straße, auf der ein Auto nach dem nächsten um die Ecke saust? Der Rundumblick dient dazu, die groben und offensichtlichen Gefahren nicht zu übersehen. Und, nein, auch wenn es auf den ersten Blick so wirkt – der Kölner Junggesellenabschied auf dem Bürgersteig gegenüber ist keine große Gefahr für euch. Wenn man sich nämlich anguckt, wodurch Ersthelfer in einer Notfallsituation am häufigsten Schaden nehmen, dann ist es eben nicht der feiernde Trupp, der vorbeitorkelt, oder die Ansteckung mit Erkrankungen wie Hepatitis oder HIV, sondern die mangelnde Sicherheit im Straßenverkehr.

Ein Warndreieck macht Sinn

Das heißt, wenn ihr mit dem Auto unterwegs seid oder stets eine perfekt sortierte Ersthelfer-Handtasche dabei habt, zieht als Erstes die Warnweste an und stellt das Warndreieck auf. Bitte nicht umgekehrt.

Und ja, das Warndreieck ist klein, aber es hat tatsächlich eine hohe Warnwirkung. Sei es auch nur, dass die Leute langsamer fahren, um besser gucken zu können. Also, stellt ein Warndreieck auf, und zwar, wenn es eure Kräfte erlauben, bitte nicht auf dem Autodach oder direkt neben den Hinterreifen, sondern ein gutes Stück vor dem Verkehrsunfall. Und mit »vor dem Unfall« ist die Richtung gemeint, aus der die Fahrzeuge angerauscht kommen, und »ein gutes Stück« beschreibt die Distanz zum Unfallort, je nachdem wo ihr euch gerade befindet: Auf der Autobahn sind das 200 Meter, auf der Landstraße 100 Meter und in der Stadt 50 Meter. Klar, der eine oder andere wird jetzt sagen: »Herrje, ich kann mich nicht daran erinnern, wann ich das letzte Mal überhaupt 200 Meter am Stück gelaufen bin! Wie weit sind 200 Meter überhaupt, muss ich jetzt Schritte zählen?«

Erst sichert ihr euch selbst und dann den Ort der Notfallsituation.

Leute, ich glaub an euch, ihr werdet es schaffen, die 200 Meter zu gehen, das Warndreieck aufzustellen, ohne euch dabei die Finger einzuklemmen, und dann den Rückweg zur Notfallsituation zu überstehen. Um die Distanzen besser einschätzen zu können, macht es Sinn, sich auf der Landstraße und der Autobahn an den Leitpfosten zu orientieren – das sind diese weißen Pfeiler mit den Katzenaugen, die an der Fahrbahn stehen. Und zwar in der Regel in 50-Meter-Abständen. Das bedeutet im Umkehrschluss: Auf der Autobahn müsst ihr vier Leitpfosten weit laufen und auf der Landstraße zwei. Einfach, oder?

Die Sache mit dem Erste-Hilfe-Kasten

Kommen wir nun zum zweiten Aspekt, der in Erste-Hilfe-Kursen gern als Nonplusultra angepriesen wird und im Auto sogar Vorschrift ist: der Erste-Hilfe-Kasten. Zugegeben, diese Dinger können für Privatpersonen durchaus praktisch sein, wenn sie in einer Notfallsituation helfen müssen, auch zum Eigenschutz. Allerdings glaube ich, der Erste-Hilfe-Kasten wird auch ein bisschen überbewertet. Allein, wenn man sich mal vor Augen führt, dass der klassische Erste-Hilfe-Kasten sogar im Rettungs- und im Notarztwagen vorhanden sein muss. Ist er da nicht drin, bekommt das Fahrzeug keinen TÜV. Stellt euch mal vor – da werden Rettungskräfte zu einem Verkehrsunfall auf der Autobahn gerufen, kommen an, steigen aus, schnappen sich ihr gesamtes Profi-Equipment und laufen zum Verkehrsunfall. An der Unfallstelle angekommen, wird dann garantiert nicht der Satz fallen: »Oh, wir haben den Erste-Hilfe-Kasten im Rettungswagen vergessen. Jetzt ist alles zu spät.«

Diese Vorgabe, dass der Kasten immer und überall an Bord sein muss, hat wie so viele »Regeln« zum Thema Erste Hilfe dazu geführt, dass viele Menschen sich in einer Notfallsituation hilflos fühlen, wenn kein Kasten parat ist, oder aber sich in der Situation erst einmal so sehr auf das Zeug, was da drin ist, konzentrieren, dass sie die betroffene Person im wahrsten Sinne viel länger als nötig links liegen lassen. Da werden Mullbinden ausgepackt, die unscharfe Verbandsschere geschliffen und Pflaster sortiert. Dabei kann man als Privatperson in vielen Notfallsituationen auch wunderbar helfen, ohne dass man einen Erste-Hilfe-Kasten zur Hand hat – sogar bei Blutungen, aber dazu später mehr.

»Erst die Warnweste anziehen, dann das Warndreieck aufstellen. Und zwar aus der Fahrtrichtung gesehen vor der Unfallstelle und in der Distanz, die für die Verkehrssituation angemessen ist.

Fassen wir an dieser Stelle also einmal kurz zusammen, was vor allem bei Verkehrsunfällen beziehungsweise bei einer Notfallsituation im Straßenverkehr wirklich wichtig ist, um die Sicherheit für euch als Ersthelfer zu gewähren.

Und ja, ich weiß, manche Situationen sind so schlecht einzuschätzen, dass man sich zehnmal im Kreis drehen kann, fünf Warndreiecke aufstellt und die Situation trotzdem nicht zu 100 Prozent sicher ist. Das ist nun einmal so – das geht auch den Rettungskräften so. Aus diesem Grund gibt es noch ein paar weitere Punkte, die erheblich dazu beitragen, für mehr Sicherheit aller Beteiligten in einer Notfallsituation zu sorgen.

DISTANZEN FÜR DAS WARNDREIECK

- Im Stadtverkehr: 50 Meter
- Auf der Landstraße: 100 Meter
- Auf der Autobahn: 200 Meter

BEZIEHT ANDERE MENSCHEN EIN

In der Regel ist es ja wohl so, dass ihr nicht die einzige Person sein werdet, die in einer Notfallsituation in der Nähe der betroffenen Person ist. Wenn an der Bushaltestelle der ältere Herr umkippt, sind bestimmt noch andere Passanten unterwegs, die ihr zur Unterstützung dazubitten könnt. Und selbst wenn ihr euren Nachbarn allein im Keller findet, nachdem er die Treppe in einem Schwung genommen hat, könnt ihr, nachdem ihr den Rettungsdienst gerufen und je nach Notfallsituation die ersten Maßnahmen eingeleitet habt, die anderen Hausbewohner vom Sofa klingeln. Was ich damit sagen will: Sind andere Menschen in der Nähe, dann spannt sie aktiv ins Geschehen ein. Gebt ihnen klare Anweisungen, was sie tun sollen, wie zum Beispiel ebenfalls eine Warnweste anziehen und das Warndreieck aufstellen, während ihr den Rettungsdienst ruft. Sehr wahrscheinlich sind sie nämlich ebenfalls unsicher und freuen sich, wenn jemand klare Handlungsanweisungen gibt. Dazu gehört zum Beispiel auch, jemanden an die Straßenecke zu schicken, um den Rettungsdienst in Empfang zu nehmen.

Nehmt das Ruder in die Hand

Ebenso wichtig, wie den Mut zum Handeln zu haben, ist es, nichts überstürzt zu tun. Werdet erst aktiv, wenn ihr die Lage gecheckt habt. Ist zum Beispiel jemand kopfüber in einen Bach gesprungen und hat sich dabei verletzt, dann springt bitte nicht direkt hinterher. Vielleicht erscheint euch das erst einmal wie ein unnötiger Hinweis, aber in Stresssituationen reagieren die meisten Menschen entweder mit Zögern oder eben mit impulsiven Handlungen. Und das gilt auch für die Menschen, die ihr vielleicht als Mithelfer auserkoren habt. Deshalb achtet auch auf die und seid klar in euren Ansagen. Viele Menschen sind froh, wenn sie in einer Notfallsituation deutliche Anweisungen bekommen, weil sie ansonsten wie angewurzelt herumstehen, in Panik verfallen und nicht wissen, was zu tun ist. Zu einem guten Rundumblick gehört auch ein bisschen das Einschätzen der anderen Menschen und deren Verhalten. Schnappt euch dann vor allem diejenigen, bei denen ihr ein gutes Bauchgefühl habt, und schickt die anderen zur Seite.

Sorgt für ausreichend Platz

Falls euer Nachbar zum Beispiel im Wäschekeller kollabiert und direkt zwischen den Wäscheständern gelandet ist, dann ist es sowohl für euch selbst als auch später für die Rettungskräfte von Vorteil, wenn ihr irgendwie einen freien Zugang schaffen könnt. Auch dabei können euch andere Menschen helfen, die ihr zum Beispiel bittet, die Wäscheständer oder andere Hindernisse beiseitezuräumen. In der Regel kommt der Notarzt ja nicht nur mit dem Erste-Hilfe-Kasten unterm Arm, sondern mit dem gesamten Profi-Equipment und dann ist es wirklich Gold wert, wenn Ersthelfer bereits dafür gesorgt haben, dass die Rettungskräfte so viel Platz wie möglich haben, um so gut zu helfen, wie sie können. Alles Unnötige, was den Zugang versperrt und sich bewegen lässt, kann also entfernt werden.

Ihr seht, es gibt durchaus einiges, was zu mehr Sicherheit in einer Notfallsituation beitragen kann, grundsätzlich gilt aber immer die gleiche Reihenfolge, wenn ihr als Ersthelfer aktiv werdet.

CHECKLISTE FÜR ERSTHELFER

Die richtige Reihenfolge im Handeln

- **Eigenschutz**
- **Rundumblick**
- **Sicherung der Unfallstelle**
- **Betroffene Person ansprechen**
- **Notfallsituation einordnen**
- **Rettungsdienst rufen**

Bevor wir als Nächstes zu der Einordnung kommen, in welcher Art der Notfallsituation ihr euch befindet, zum Schluss noch ein kleiner Hinweis: Sollten eure Kleidung oder andere Gegenstände beim Helfen Schaden nehmen, dann übernimmt in der Regel die gesetzliche Unfallversicherung Schäden an Leib und Seele beziehungsweise die Versicherung der betroffenen Person selbst. Wenn ihr als Ersthelfer aktiv werdet, dann seid ihr also nicht nur rechtlich zu 100 Prozent geschützt, sondern ihr könnt euch Sachschäden an eurem Eigentum erstatten oder ersetzen lassen.

3

Notfallsituation I

Person ist bei Bewusstsein mit Problem

WAS IST PASSIERT UND WIE IST DIE LAGE?

Kommen wir nun zu der Notfallsituation, die die meisten Menschen wahrscheinlich schon einmal erlebt haben beziehungsweise die am häufigsten auftritt: die Notfallsituation I. Damit ist gemeint: Eine Person hat ein fettes medizinisches Problem, ist aber bei Bewusstsein.

Stellt euch dazu einen ganz typischen Ort für einen Notfall vor: die Dusche im Schwimmbad. Ihr seid gerade richtig lange geschwommen, bestimmt ganze 30 Meter am Stück, und kommt jetzt völlig fertig und superstolz in die Dusche, in der ein älterer Herr, nennen wir ihn Günther, mit schmerzverzerrtem Gesicht am Boden hockt. Was ist jetzt zu tun?

Bevor ihr zu Günther geht, checkt ihr im Kopf erst einmal die Basics ab: Wird Günther wohl mit th oder nur mit t geschrieben? Wo genau bekommt ihr jetzt ein Warndreieck her? Und vor allem: Solltet ihr Günther siezen oder duzen, wenn ihr ihn gleich, so nackt wie ihr beide seid, altersgemäß, empathisch und auf Augenhöhe ansprecht? Aber Spaß beiseite – ihr geht natürlich direkt zu Günther und fragt ihn, was passiert ist und ob ihr helfen könnt. Darauf antwortet Günther in unserem Beispiel dann so etwas wie: »Ich habe gerade versucht, auf der leeren Shampooflasche einmal durch den Duschraum zu surfen, und dabei leider das Gleichgewicht verloren. Ich bin volle Kanne auf die Hüfte gekracht, jetzt ist die Shampooflasche verschwunden und ich spüre einen heftigen Druck im unteren Bauch.«

So viel vorweg: Respekt für Günther. Mit dieser Nummer würde er im Casting für den Cirque du Soleil garantiert direkt in den Recall kommen. Aber hier und jetzt im Schwimmbad hat er sich ordentlich wehgetan und braucht Hilfe. Die gute Nachricht ist: Günther redet mit euch. Das heißt, er atmet, und das bedeutet, er hat Kreislauf. Perfekt. Das Einzige, was jetzt eventuell ein bisschen irritieren könnte, sind die Seifenblasen, die aus seiner Badehose blubbern. Ignoriert das einfach erst einmal, die Shampooflasche ist sicherlich nicht weiter als ins Bein der Badehose gerutscht. Und was ihr ebenfalls ignorieren solltet, ist der Reflex, sich genau jetzt bis ins kleinste Detail an all das Gelernte aus dem Erste-Hilfe-Kurs von anno dazumal zu erinnern: Wie waren nochmal die Differenzialdiagnosen bei Thoraxschmerz? Vielleicht hat Günther ja auch Schmerzen in der Brust und nicht nur im unteren Badehosenbereich. Und vielleicht geht es hier nicht nur um eine verschwundene Shampooflasche und eine verletzte Hüfte, sondern um einen Herzinfarkt oder eine Lungenembolie!

Bitte versucht erst gar nicht, eine Differenzialdiagnose aufzustellen. Ihr müsst nicht wissen, was die Person genau hat.

Glaubt mir, ihr werdet die richtige Diagnose nicht herausfinden. Und das müsst ihr auch nicht. Dafür sind die Profis vom Rettungsdienst zuständig. Deshalb ist in dieser Situation erst einmal das Wichtigste: Günther redet mit euch, er hat Atmung und er hat Kreislauf. Das ist, wie gesagt, schon einmal super. Aber es geht ihm dennoch richtig, richtig schlecht und er braucht Hilfe.

Keine Panik vor dem Notruf

Wenn ihr erkannt habt, dass Günther geholfen werden muss, ist euer Job als Ersthelfer eigentlich ziemlich simpel: Ihr ruft die 112 an. Der Bademeister wäre natürlich auch eine Option, der flirtet aber gerade ganz extrem mit Gabi.

»Na, super«, denkt ihr jetzt vielleicht, »wenn man den Notruf wählt, dann muss man ja auch so einiges beachten, damit man nicht aus Versehen etwas falsch macht.« Das wurde euch schließlich ebenfalls im Erste-Hilfe-Kurs beigebracht und selbstverständlich habt ihr diese Infos, wie es richtig geht, im Moment ebenso wenig parat wie Günther seine Shampooflasche.

Oder steigt da womöglich eine dunkle Erinnerung an die berühmte Fünf-W-Regel auf, die sich irgendjemand mal vor Ewigkeiten ausgedacht hat? Aber wofür standen die fünf Ws nochmal genau? Wetter, Wind, Wasser, Welle und warum zur Hölle ich? Na ja, fast – sie stehen für:

Wo ist der Notfallort?
Was ist passiert?
Wer ruft an?
Wie viele Personen sind betroffen?
Warten auf Rückfragen

Klingt logisch, und das ist es auch. Und jetzt, da wir darüber sprechen, dämmert es euch wahrscheinlich auch wieder. Allerdings sind allein diese fünf einfachen Ws schon ein Grund, warum manche Menschen sich erst gar nicht trauen, die 112 zu wählen. Denn diese fünf kleinen Fragen reichen aus, um Menschen in einer Notfallsituation stark unter Performancedruck zu setzen, weil sie glauben, sie dürften den Rettungsdienst nur dann rufen, wenn sie eine detaillierte Erstdiagnose stellen und alle Antworten auf die fünf Ws in einem zusammenhängenden Monolog herunterbeten können.

Deshalb an dieser Stelle noch einmal klar und deutlich: Leute, wenn ihr bei einem Notfall seid und die 112 anrufen müsst, dann ruft da einfach an, egal, ob euch gerade alle fünf Ws einfallen oder nicht. Zu eurer Überraschung werdet ihr nämlich feststellen, dass die Profis von der Leitstelle die fünf Ws kennen. Und sie melden sich auch direkt mit:

ERSTE-HILFE-MYTHOS
Die Fünf-W-Regel

Wer den Notruf wählt, muss keine bestimmten Regeln befolgen oder bereits eine Verdachtsdiagnose stellen können, damit der Rettungsdienst kommt. Die Mitarbeiter der Leitstelle geben mit ihren Fragen die Struktur des Telefonats vor. Ihr könnt klar und knapp antworten und dem Einsatzteam helfen, die Situation richtig einzuschätzen und schnell zu euch zu gelangen.

»Feuerwehr und Rettungsdienst, Leitstelle, wo ist der Notfallort?« Zack, schon ist das erste W abgehakt. Zugegeben, das ist jetzt nicht unbedingt die höflichste Form, sich am Telefon zu melden. Aber ihr braucht wirklich nicht enttäuscht sein, wenn ihr nicht dazu kommt, mit eurem gut strukturierten Fünf-W-Monolog zu punkten, weil die Profis euch mit ihrer Fragen-Struktur zuvorkommen. Und nein, die Menschen von der Leitstelle sind nicht unhöflich, nur weil sie sich beim Abheben nicht mit einem freundlichen »Hallöchen, wie geht's, wie steht's? Was macht das werte Befinden?« melden. Wichtig für den Rettungsdienst ist in dem Moment nur, von euch so schnell wie möglich alle wichtigen Informationen zu bekommen. Und euer Job ist einfach, präzise zu antworten. Und Achtung, Spoiler-Alarm: Die Profis von der Leitstelle werden sich auch nicht mit einem liebevollen »Vielen Dank für Ihren Anruf bei der Rettungsleitstelle, bis nächste Woche!« verabschieden. So viel steht fest. Was sie allerdings tun werden, ist, für euch da zu sein und euch zu unterstützen, falls ihr in der aktuellen Situation nicht wisst, was ihr tun sollt, bis der Rettungsdienst eintrifft. Auch das dürft ihr ohne Hemmungen am Telefon ansprechen. Stellt dazu das Telefon am besten auf Lautsprecher, dann habt ihr die Hände frei, falls ihr tatsächlich anpacken musst. Wissen die Menschen von der Leitstelle, wohin sie fahren müssen und was passiert ist, dann dürft ihr ruhig erwähnen, dass ihr nicht sicher seid, was nun die beste Vorgehensweise ist, bis der Rettungsdienst eingetroffen ist. Denn dann bleibt der Kollege von der Leitstelle so lange mit euch am Telefon. Sagt also ruhig, wie es ist: »Eine Sache noch – Günthers Shampooflasche ist verschwunden! Was, wenn er mit dem Poppes draufgefallen ist und sie jetzt tiefer als nur in der Badehose steckt? Soll ich nachsehen? Soll ich sie gegebenenfalls rausziehen oder lieber stecken lassen?«

> *Im Notfall könnt ihr ohne eine perfekt vorbereitete Übergabe die 112 anrufen.*

Ihr bekommt also immer Hilfe, sogar beziehungsweise vor allem, wenn es um mehr als eine verschwundene Shampooflasche geht. Jetzt ist der Rettungsdienst auf jeden Fall schon einmal auf dem Weg zu euch. Gut gemacht!

> *Die Profis von der Leitstelle geben euch präzise Anweisungen, was ihr tun könnt.*

WAS KÖNNT IHR ALS NÄCHSTES TUN?

Dem Günther geht es wirklich schlecht, das ist nicht zu übersehen. Während ihr jetzt auf den Rettungsdienst wartet, gehen euch deshalb wahrscheinlich eine Million Fragen durch den Kopf, wie zum Beispiel: Wie sollte Günther am besten gelagert werden? Hat er einen Volumenmangel-Schock und müssen die Beine hochgelegt werden? Was, wenn es ein kardiogenes Schockgeschehen ist, also eines, das vom Herzen verursacht wird, dann darf man doch nicht die Beine, sondern muss den Oberkörper hochlagern. Was, wenn Günther schwanger ist? Dreht man ihn am besten auf die linke oder doch besser auf die rechte Seite für die Seitenlage?

Auch hier gilt: Die richtige Lagerung ist eine Frage für medizinische Profis und vielleicht noch für euren Weinhändler, aber bei einer Notfallsituation I nicht für euch. Denn das Gute an Günthers und eurer gemeinsamen Situation ist: Günther spricht mit euch. Fragt ihn also einfach, in welcher Position er sich gerade am besten fühlt. Menschen mit einem schwerwiegenden medizinischen Problem, die aber bei Bewusstsein sind, nehmen in der Regel instinktiv genau die Position ein, die ihnen in dieser Sekunde am wenigsten Schmerzen verursacht. Jemand, der Brustschmerzen oder Luftnot hat, der wird sich niemals flach hinlegen, sondern mit erhöhtem Oberkörper sitzen wollen, damit er eben besser Luft bekommt. Befindet sich der Mensch mit dem medizinischen Problem also nicht in einem Gefahrenbereich, wie zum Beispiel auf den Bahngleisen oder unter einem Balken, der jeden Moment herabfallen könnte, dann lasst die Person dort, wo sie ist, und zwar genau in der Position, in der ihr sie vorgefunden habt. Droht eine Gefahr wie der erwähnte herabstürzende Balken, dann seht natürlich zu, dass ihr euch und die verletzte Person dort wegbekommt – klar! Ansonsten gilt immer:

» Eine Person bei Bewusstsein begibt sich im Notfall von selbst in die komfortabelste Position.

In Günthers Fall bedeutet das, sobald der Rettungsdienst gerufen ist: Ihr bleibt bei

Günther und beruhigt ihn erst einmal. Im Idealfall habt ihr einen Bademantel oder ein Handtuch parat, mit dem ihr ihn zudecken könnt, damit er nicht auskühlt, bis der Rettungsdienst da ist und ihn samt seiner angeditschten Shampoo-Surfer-Hüfte ins Krankenhaus transportiert. Und das war's auch schon!

FAZIT

Fassen wir also noch einmal kurz zusammen: Der häufigste Notfall, dem ihr begegnen werdet, ist die Notfallsituation I: Eine Person ist bei Bewusstsein und hat ein fettes medizinisches Problem. Und ganz klar – sobald ihr einen Notfall miterlebt, ist das eine spannende Angelegenheit, die Stress auslöst. Ihr werdet Schweißperlen auf der Stirn haben und wahrscheinlich auch unsicher sein. Aber nehmt euren Mut zusammen. Verschafft euch als Erstes einen guten Überblick und stellt euer geistiges oder reales Warndreieck auf. Anschließend geht ihr zu der Person und sprecht sie mit einem freundlichen, aber deutlichen »Hallo, was ist los?« an. Danach ist es erst einmal völlig egal, ob die Person sagt: »Oh, ich habe rasende Kopfschmerzen, Brustschmerzen, Bauchschmerzen«, oder ob sie euch aufgrund von Schmerzen anschreit, weil sie sich das Bein gebrochen hat. Ihr speichert nur ab: Die Person spricht, sie ist also bei Bewusstsein, hat Atmung und Kreislauf, perfekt. Das Problem, das die betroffene Person nennt, werdet ihr als Ersthelfer nicht lösen können, daher ist der nächste Schritt: den Notruf absetzen, also die 112 anrufen, alle Fragen beantworten, die von der Leitstelle gestellt werden, und bei der Person bleiben, bis der Rettungsdienst eintrifft und übernimmt. Bis dahin heißt es ruhig sein, die betroffene Person ebenfalls beruhigen und mit einer Decke oder Jacke wärmen, bis Hilfe da ist.

Übrigens: Auch Profis können als Ersthelfer unter Umständen wenig ausrichten, wenn sie privat unterwegs sind. Oder anders gesagt: Auch der Notarzt Dr. Lüder Warnken kann privat und ohne Equipment dem Patienten in der Regel nicht die Schmerzen oder die Luftnot nehmen und ist damit nicht unbedingt in einer besseren Lage als andere Privatpersonen. Außer, dass er vielleicht einen etwas souveräneren Eindruck machen kann. Ersthelfer zu sein ist also tatsächlich viel unkomplizierter, als man es sich vorstellt. Denn dass ihr helft und den Notruf wählt, ist das Wichtigste überhaupt und das rettet definitiv Leben!

CHECKLISTE FÜR ERSTHELFER NOTFALLSITUATION I

Person ist bei Bewusstsein mit Problem

- Person ansprechen
- 112 anrufen
- Bei der Person bleiben

NOCH MEHR NOTFALLSITUATIONEN I

Auch wenn ihr es nicht erwarten könnt, wie es mit Günther und seiner Shampooflasche weitergeht, beziehungsweise ihr wissen wollt, was in einer Notfallsituation II zu tun ist, lasst uns erst noch kurz drei weitere Beispiele für die Notfallsituation I durchgehen, um die Vorgehensweise zu verinnerlichen.

Verzockt beim Skatspiel

Ihr sitzt mit Freunden zusammen und spielt wie jeden Sonntagnachmittag eine Runde Skat. Plötzlich geht das Licht an der Decke aus, weil sich die Energiesparlampe nach 26 Jahren verabschiedet hat. »Kein Problem!«, ruft Robin, holt die Leiter und eine neue Glühbirne aus dem Keller. Er stellt die Leiter auf, klettert ruck, zuck hinauf und schraubt die defekte Birne raus. Gerade als er die neue reinschrauben will, kippt die Leiter um. Robin fällt erst auf die Tischkante und dann auf den Boden. Es kracht, erst der Tisch, dann ein zweites Mal. Und schon fasst sich Robin an den rechten Unterschenkel und schreit vor Schmerzen.

Was macht ihr? Na klar, ihr wollt Robin helfen, er ist schließlich ein sehr netter Typ. Ihr überprüft erst einmal die Lage. Ist die Situation sicher? Jawoll, Robin, die Leiter und die Glühbirne liegen am Boden, also ist alles unten, was nicht oben sein sollte. Natürlich sprecht ihr ihn an: »Mensch, Robin, alles klar?!« »Verdammt, nein, mein Bein tut weh!«, schreit er zurück. Sehr gut, denkt ihr jetzt – nicht, weil Robin sich verletzt hat, sondern weil er euch anschreit. Das heißt nämlich, dass er Atmung und Kreislauf hat. Perfekt. Damit könnt ihr super arbeiten. Allerdings nicht mit Robins Bein, das sieht wirklich übel aus. Also schnell die 112 anrufen. In der Zeit, in der ihr mit der Leitstelle gesprochen habt, hat Robin sehr wahrscheinlich bereits die Position eingenommen, in der ihm der gebrochene Unterschenkel am wenigsten Schmerzen bereitet. Ihr bleibt ab jetzt bei ihm und versucht, die

Laune oben zu halten. Im Idealfall düst eine andere Person der Skatrunde vor die Haustür an der Straße, um den Rettungsdienst in Empfang zu nehmen.

Dicke Luft im Baumarkt

Wie so oft am Wochenende seid ihr zum Baumarkt gefahren, um einen schönen neuen Gartenzwerg zu ergattern. Ihr schiebt den großen Einkaufswagen durch den langen Gang in Richtung der Gartenabteilung. Als ihr ungefähr auf Höhe der Dachrinnen seid, seht ihr einen älteren Herrn, der sich mit der Hand an einem Regal abstützt und dem es ganz offensichtlich nicht gut geht.

Was macht ihr? Natürlich nehmt ihr euren Mut zusammen und macht einen kleinen Rundumblick, bevor ihr zu dem Mann geht. Aber es sieht alles super sicher aus! Alle Dachrinnen liegen stabil im Regal. Also sprecht ihr den Herrn an. Auf die Frage, ob alles in Ordnung sei, schüttelt der Mann den Kopf und atmet schwer. Das scheint gerade sein größtes Problem zu sein: Er bekommt schlecht Luft. Und das könnte viele Gründe haben. Vielleicht hat er eine Dachrinnen-Stauballergie, womöglich Asthma oder er hat eine Herzerkrankung – Fakt ist, was genau die Ursache für die Atemnot ist, spielt für euch keine Rolle! Natürlich ruft ihr euch jetzt Hilfe dazu. Leider ist nur weit und breit kein Mitarbeiter zu sehen und noch nicht mal andere Kunden, die ihr einspannen könntet. Also, schnell das Handy raus und die 112 wählen! Hilfe ist also auf dem Weg und ihr könnt euch wieder um den Herrn kümmern: »Möchten Sie sich vielleicht hinsetzen?«, fragt ihr, weil die Position, in der er da am Regal hängt, nicht unbedingt bequem aussieht. Aber er schüttelt wieder den Kopf. Anscheinend fühlt er sich mit dem erhöhten Oberkörper und den Händen, mit denen er sich stehend an dem Regal abstützt, gerade am besten. Also bleibt euch nichts anderes zu tun, als darauf aufzupassen, dass er nicht doch noch fällt, und ihn zu beruhigen. Etwa sechs Minuten später, die sich in so einer Situation schon mal wie eine kleine Ewigkeit anfühlen können, ist der Rettungsdienst vor Ort am Regal Nummer 17 und übernimmt. Ganz einfach, oder?!

Sprachausfall beim Sonntagskaffee

Es ist Sonntagnachmittag, die ganze Familie sitzt am Tisch und es gibt Kaffee und Kuchen. Opa erzählt wieder dieselbe Geschichte von der Safari damals in Afrika. Ihr lauscht gespannt und erhofft euch diesmal eine unerwartete Information, die ihr bisher noch nicht kennt. Plötzlich hält er inne, lässt den Arm mit der Kuchengabel auf den Tisch fallen und spricht ganz unverständliche Wörter.

Was macht ihr? Erst seid ihr verständlicherweise irritiert, merkt aber sofort, irgendwas stimmt nicht mit Opa. Das ist keine Showeinlage, um die Geschichte aufzupeppen. Natürlich ist es sicher am Tisch, niemand muss hier ein Warndreieck aufstellen und Opa ist zwar ein bisschen zur Seite gerutscht, aber aus dem Stuhl mit Armlehnen kann er gerade nicht rausfallen. Dann passiert das, was eigentlich immer in geselliger Runde passiert: Alle Familienmitglieder sprechen ihn durcheinander an: »Opa, was ist los mit dir?«, »Opa, alles klar?«, »Opaaa?!« Das ist im Normalfall schon schwer für Opa, aber im Moment ist es noch einmal anders. Denn er hat zwar die Augen auf und versucht auch, etwas zu sagen, aber niemand von euch kann ihn verstehen. Wir vom Rettungsdienst würden uns jetzt auf die Suche nach der Ursache für seinen Zustand machen, aber genau das müsst ihr eben nicht. Zusammengefasst lässt sich so viel sagen: »Opa ist komisch«, und genau mit dieser Info ruft ihr nun die 112 an! Sehr gut, ein Enkel ist schon die Treppe runtergedüst und wartet an der Straße auf den eintreffenden Rettungswagen. Die anderen stehen um Opas Stuhl herum und versuchen, ihn zu beruhigen.

Ihr seht, obwohl es sich um drei vollkommen unterschiedliche Probleme handelt, die auch sicherlich alle unterschiedliche Folgen für die betroffenen Personen haben werden, ist und bleibt eure Vorgehensweise für eine Notfallsituation I dieselbe. Wichtig ist, dass ihr beim Telefonat mit der Leitstelle auf die Frage »Was ist passiert?« das Hauptproblem erklärt, wie zum Beispiel »älterer Herr mit Atemnot«, und nicht versucht, eine Differenzialdiagnose zu stellen. Ebenfalls gilt für alle drei Beispiele: Befindet sich eine Person in einem Gefahrenbereich, dann zieht ihr die da natürlich weg. Ist sie nicht in einem Gefahrenbereich, lasst ihr sie so liegen, wie ihr sie vorgefunden habt.

4

Notfallsituation II

Person ist bewusstlos mit Atmung

BEWUSSTLOS ODER DOCH NICHT?

Kommen wir jetzt zur Notfallsituation II: Ihr erlebt einen Notfall, bei dem eine Person bewusstlos ist, aber noch atmet. Ihr erinnert euch an Günther? In der Schwimmbaddusche hattet ihr ja eine ganz gute Zeit zusammen und einen wirklich angenehmen Plausch bei Bewusstsein, bis der Rettungsdienst eintraf und Günther übernahm. Und auch wenn es ein netter Vormittag war, seid ihr jetzt doch froh, euch endlich auf den Nachhauseweg machen zu können, natürlich nicht, ohne einen Stopp beim Imbiss auf halber Strecke einzulegen, schließlich seid ihr ja 30 Meter durchgeschwommen und habt auch noch in der Dusche als Ersthelfer alles gegeben. Die verbrannten fünf Kalorien dürfen also gern wieder aufgefüllt werden. Und während ihr gerade genüsslich eure wohlverdiente Portion Pommes verputzt, wen seht ihr da plötzlich auf der anderen Straßenseite? Genau, den Günther mit th. Günther hat sich nämlich, selbstverständlich gegen jeden ärztlichen Rat, selbst aus dem Krankenhaus entlassen, obwohl die verschwundene Shampooflasche tatsächlich nicht nur in die Badehose gerutscht, sondern in seinem Enddarm ausgelaufen war. Nun war ihm so flau, dass er sich ebenfalls Pommes besorgen wollte. Mit dem Unterschied, dass er auf dem Weg zum Imbiss kollabiert und auf dem Gehweg vor euch zusammensackt. Nicht schon wieder, Günther, ich bitte dich!

Nun gut, ihr seid ja nun nicht nur mit der Ersthelfer-Situation vertraut, sondern auch mit Günther. Also verschafft ihr euch erneut einen Rundumblick, packt das imaginäre Warndreieck aus und geht zu Günther, um ihn anzusprechen. So wie beim letzten Mal. Mit einem Unterschied: Dieses Mal reagiert Günther nicht auf eure Frage, was denn los sei. Ihr fragt ein zweites Mal, diesmal lauter. Wieder keine Reaktion. Wie könnt ihr das Ansprechen jetzt noch ein bisschen intensivieren? Im medizinischen Bereich nennen wir das elegant: Schmerzreiz setzen, um zu überprüfen, ob die betroffene Person tatsächlich nicht reagiert. Was es genau bedeutet, einen Schmerzreiz zu setzen, das lässt nicht nur bei Privatpersonen Raum zur freien Interpretation. In einem Notfalltraining für Ärzte und Pflegekräfte kam zu diesem Thema tatsächlich einmal die Frage auf, ob man hierzu auch die Brustwarze einmal drehen könne, um zu kontrollieren, ob die Person eventuell doch bei Bewusstsein ist. Und wenn ja, ob das nur für männliche Brustwarzen gelten würde oder auch für weibliche. Ja, man kann damit bestimmt einen sehr flotten Schmerzreiz auslösen, aber wir bleiben besser bei den aktuellen Reanimationsleitlinien. Auch wenn es Leute gibt, die privat ihren Lieblingsschmerzreiz haben, und manche dafür sogar Geld bezahlen.

Die offiziellen Leitlinien zum Thema besagen, dass auf die verbale, also die mündliche, Ansprache ein deutliches Rütteln an den Schultern folgen sollte, wenn auf die Frage »Hallo? Was ist passiert?« keine Reaktion kommt. Reagiert die Person ebenfalls auf das Rütteln nicht, ist sie bewusstlos. Okay, gut. Ihr habt Günther also angesprochen und jetzt habt ihr ihn auch gerüttelt. Wieder keine Reaktion. Günther ist also tatsächlich bewusstlos. Schön, dass ihr eure Beziehung bereits auf die nächste Stufe heben konntet. Bevor wir auf das weitere Vorgehen näher eingehen, sollten wir vorweg noch eine andere Frage klären.

Warum werden Menschen bewusstlos?

Bewusstlosigkeit kann sehr viele Ursachen haben. Zum Beispiel ein Schlag auf den Kopf, ein Schock, starke Schmerzen, Alkohol oder andere Drogen, Unterzucker, zu niedriger Blutdruck oder, oder, oder. Deshalb liegt die Frage natürlich nahe, wie wichtig es für euch als Ersthelfer ist zu wissen, aus welchem individuellen Grund die Person, der ihr gerade helfen wollt, das Bewusstsein verloren hat. Und die tolle Antwort ist: Es ist überhaupt nicht wichtig. Nicht jetzt für euch und nicht zum aktuellen Zeitpunkt. Und ihr müsst gar nicht erst versuchen, es herauszufinden. Denn auch hier gilt: Als Privatperson ohne richtiges Equipment kann sogar ein Notarzt nicht feststellen, ob der Blutzuckerspiegel bei einer Person möglicherweise gerade im Keller ist oder es eine andere Ursache für die Bewusstlosigkeit gibt.

Es gibt viele Gründe, die dazu führen, dass jemand bewusstlos wird, welcher genau spielt erst mal keine Rolle.

WIE STEHT ES MIT DER ATMUNG?

Zugegeben, nicht zu wissen, warum eine Person bewusstlos ist, verunsichert erst einmal zusätzlich, aber die Tatsache, dass diese Information für euch als Ersthelfer irrelevant ist, macht die Sache wieder herrlich einfach. Viel wichtiger ist allerdings der nächste Schritt: eine gute Atemkontrolle. Und zwar nicht mit einem Spiegel oder einem Haar, das wir der Person vor die Nase halten, um zu sehen, ob es im Atemwind weht oder der Spiegel beschlägt, sondern eine richtige Atemkontrolle. Und ja, ein wenig Fachwissen aus dem Erste-Hilfe-Kurs rollen wir jetzt tatsächlich noch einmal auf – aber eben nur den relevanten und lebensrettenden Teil. Für eine Atemkontrolle kniet ihr euch neben die Person und legt eine Hand unter das Kinn, die andere Hand kommt auf die Stirn, damit ihr vorsichtig den Kopf nach hinten überstrecken und gleichzeitig das Kinn nach oben ziehen könnt.

Beachtet beim Überstrecken bitte die anatomischen Grenzen und stoppt, wenn ihr einen Widerstand spürt. Ist der Kopf gut überstreckt und das Kinn nach oben gezogen, geht ihr mit einem Ohr – mit beiden würde es auch wirklich schwierig werden – über Mund und Nase der Person, sodass ihr gleichzeitig auf den Brustkorb blicken könnt, und nehmt euch fünf bis zehn Sekunden Zeit.

» Fühlen, sehen und hören sind die Zauberworte.

Wenn ihr an eurer Wange den Atem der betroffenen Person spürt, ihn vielleicht sogar hört, wenn ihr sehen könnt, wie sich der Brustkorb hebt und senkt, und eindeutig riecht, dass es vor nicht allzu langer Zeit etwas mit einer ordentlichen Portion Knoblauch zu futtern gab, dann atmet die Person. Super! Damit sind wir bei Notfallsituation II: Eine Person ist bewusstlos mit Atmung.

Wozu aber dient das ganze Theater mit dem Überstrecken des Kopfes und dem Anheben des Kinns? Fühlen, sehen und hören könntet ihr schließlich auch in fast jeder anderen Position, oder? Ganz einfach: Der Grund ist, dass die Zunge bei der Atemkontrolle nicht den hinteren Rachenbereich verlegt, also nicht nach hinten in den Rachen rutscht und damit die Atmung einschränkt.

So funktioniert die korrekte Atemkontrolle

1

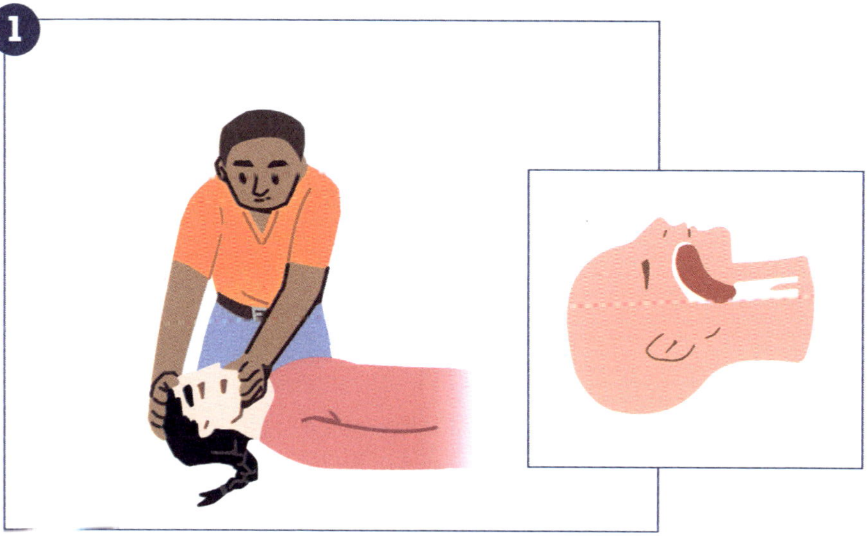

Eine Hand unters Kinn und eine Hand auf die Stirn legen

2

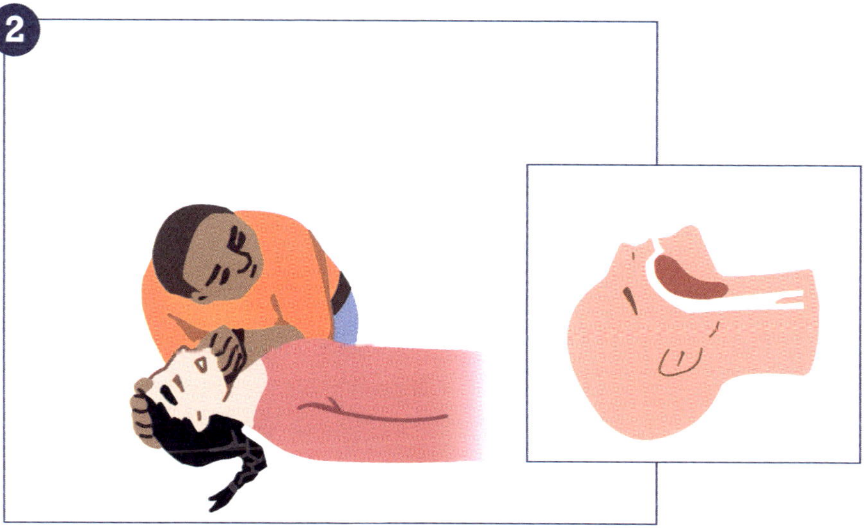

Den Kopf nach hinten überstrecken und das Kinn nach oben ziehen. Das Ohr über Mund und Nase halten und Atemkontrolle durchführen

Damit dies auch nach der Atemkontrolle nicht passiert, geht es nun weiter im Text der Erste-Hilfe-Handgriffe, von denen ihr garantiert schon einmal gehört habt, die ihr aber sehr wahrscheinlich nicht mehr aus dem Effeff aufsagen könnt. Und das ist gar nicht schlimm, dafür gehen wir das ja jetzt durch, also lasst euch nicht abschrecken. Auch in einer Notfallsituation II kann jeder ganz einfach helfen!

VORSICHT VOR DEM ERSTICKEN

So, ihr habt die Person angesprochen und festgestellt, dass sie bewusstlos ist. Ihr habt eine gute Atemkontrolle gemacht – sie atmet. Dann ist jetzt der Zeitpunkt gekommen, die 112 zu wählen. Allerdings geht es nach dem Absetzen des Notrufes weiter im Text, auch wenn ihr vielleicht denkt: »Super, die Person atmet, ist zwar bewusstlos, aber das kommt meinem Naturell sehr entgegen, ich habe es eh nicht so mit Menschen und Smalltalk.«

Die große Gefahr, wenn jemand bewusstlos auf dem Rücken liegt, ist nämlich, dass nach der Atemkontrolle, wenn ihr den Kopf loslasst, die Zunge wieder nach hinten rutscht und die Atemwege verlegt. Ihr müsst euch das ähnlich wie beim Schlafen vorstellen: Pennen wir auf dem Rücken, rutscht unsere Zunge genauso zurück. Das sind die Momente, in denen wir unseren Partnern und Partnerinnen die Nacht mit herrlichen Schnarchgeräuschen versauen. Warum ersticken wir beim Schlafen dann aber nicht? Der Grund sind natürliche Reflexe des Körpers. Unser Atemzentrum merkt im Schlaf, dass ein erhöhter Widerstand auf die Atemwege entsteht. Der Kohlendioxidgehalt im Blut steigt an, wir werden leicht wach, drehen uns in eine neue Position und schnorcheln fröhlich weiter.

Beim bewusstlosen Menschen funktionieren diese Reflexe unter Umständen nicht mehr. Und genau hier liegt das Problem: Die Zunge rutscht bei einem bewusstlosen Menschen nach hinten und verlegt die Atemwege, wodurch die Person ersticken kann.

1

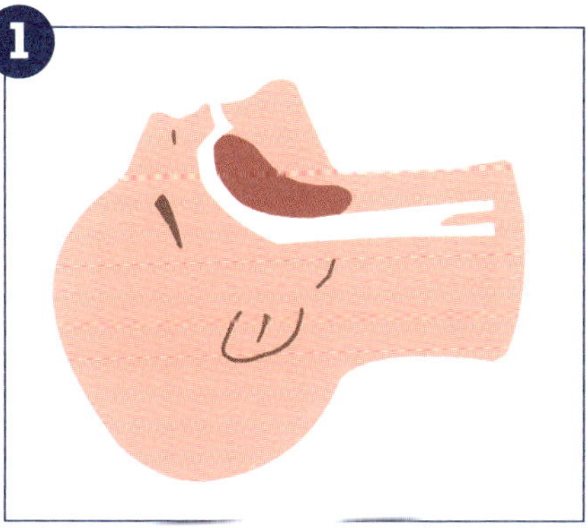

Die Person liegt auf dem Rücken, der Kopf ist nach der Atemkontrolle noch überstreckt.

2

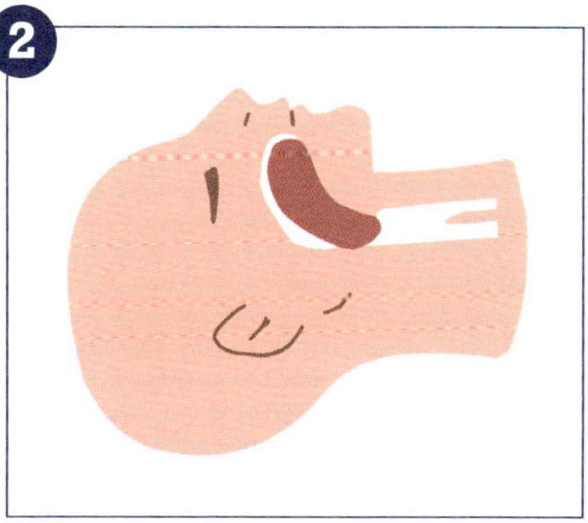

Der Kopf ist in eine neutrale Position zurückgerutscht und die Zunge verlegt die Atemwege.

3

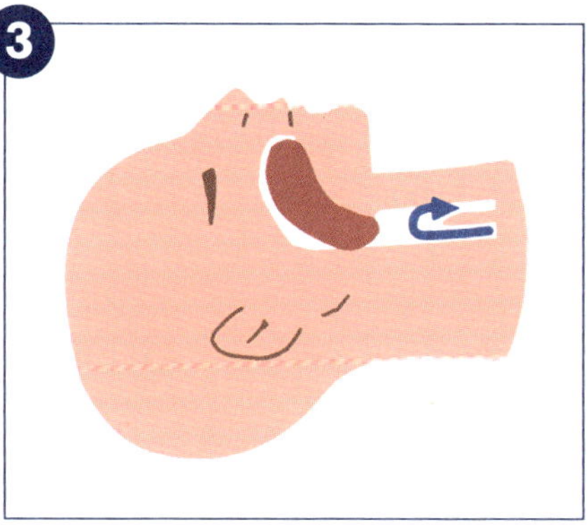

Der Mageninhalt wandert in die Luftröhre hinüber.

Eine zweite Gefahr, die jetzt lauert, wenn ihr die Person auf dem Rücken liegen lasst, ist, dass Mageninhalt in die Atemwege gelangen kann. Oder anders gesagt: Es kann passieren, dass die bewusstlose Person erbricht und der Mageninhalt über die Luftröhre bis in die Lunge läuft. Das Tückische daran ist, dass viele sich bei diesem Thema vorstellen, dass die Person am Boden sich wie ein Springbrunnen erbricht. Es kann aber sein, dass der Mageninhalt die Speiseröhre hoch- und in die Luftröhre hineinläuft, ohne dass ihr davon irgendetwas seht oder mitbekommt, obwohl ihr die bewusstlose Person beobachtet.

So, und aus was besteht Erbrochenes in der Regel? Richtig, aus einer bunten Mischung aus Döner, veganem Schnitzel, dem täglichen Apfel, garniert mit ein paar Gummibärchen und, in Günthers Fall, ohne die wohlverdienten Pommes. Aber das war's noch nicht – mit dem Brei gelangt noch etwas in die Atemwege, was dort überhaupt nichts zu suchen hat: Salzsäure. Und diese Salzsäure macht in der Lunge genau das, was sie im Magen tut. Sie denaturiert Eiweiße. Denatu-bitte-was? Als Denaturierung bezeichnet man die nicht zu reparierende Zerstörung von Eiweißen, also von Proteinen, was für die Verdauung von Lebensmitteln eine richtig gute Sache ist, in der Lunge oder in den Atemwegen aber echt nicht passieren sollte. Außerdem kann das Erbrochene, so wie auch die nach hinten gerutschte Zunge, die Atemwege verlegen und zu Atemnot, Sauerstoffmangel und Ersticken führen.

Es ist also völlig egal, ob es eine Handvoll Erdnüsse, die Zunge samt Piercing oder Erbrochenes ist. Wenn die Luftröhre blockiert wird, werden Hirnzellen untergehen und die Person verstirbt. Und selbst wenn der Notarzt genau in der Sekunde, in der der Mageninhalt in die Luftröhre läuft, zur Tür reinkommt, kann es sein, dass der Patient Tage später auf der Intensivstation stirbt, weil die Salzsäure die Lunge so angegriffen hat, dass ihm mit keinem Medikament der Welt mehr geholfen werden kann. »Puh, ich dachte, dieses Buch soll einem die Angst vor der Ersten Hilfe nehmen und sie nicht noch anheizen!«, denkt ihr jetzt? Verständlich, aber die Kurve bekommen wir gleich noch, keine Panik!

Jetzt sind euch all die Horrorszenarien bekannt, die passieren können, wenn Erbrochenes oder die Zunge die Atemwege verlegt. Die große Frage ist nun: Was könnt ihr tun, damit die Zunge nicht nach hinten rutscht und der Mageninhalt nicht so leicht in die Luftröhre läuft?

Schon sind wir bei den nächsten Handgriffen, mit denen ihr wirklich ruck, zuck Leben retten und wenig falsch machen könnt: Ihr dreht die Person in die Seitenlage. Und ja, es hieß jahrzehntelang stabile Seitenlage. Die war aber leider nie stabil, deshalb heißt sie heute nur noch Seitenlage.

DIE SEITENLAGE

Nachdem ihr die Person angesprochen, die Atmung kontrolliert und die 112 angerufen habt, geht es jetzt an den Feinschliff. Um die Person in die Seitenlage zu drehen, winkelt ihr den Arm auf eurer Seite im Schulter- und im Ellenbogengelenk um 90 Grad an, legt den Unterarm der gegenüberliegenden Seite über das Gesicht der Person, stellt das Bein derselben Seite auf, greift mit einer Hand ans Knie und dreht die Person zu euch her. Dabei ist es egal, auf welche Seite ihr sie dreht, aber auf jeden Fall immer zu euch hin.

So funktioniert die Seitenlage

1

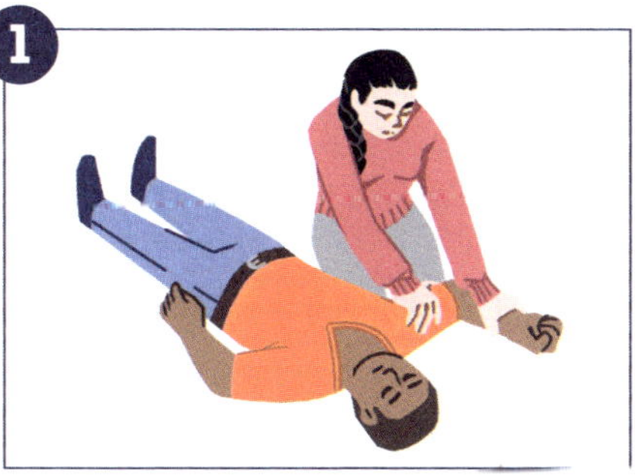

Einen Arm im Schulter- und Ellenbogengelenk jeweils um 90 Grad anwinkeln

2

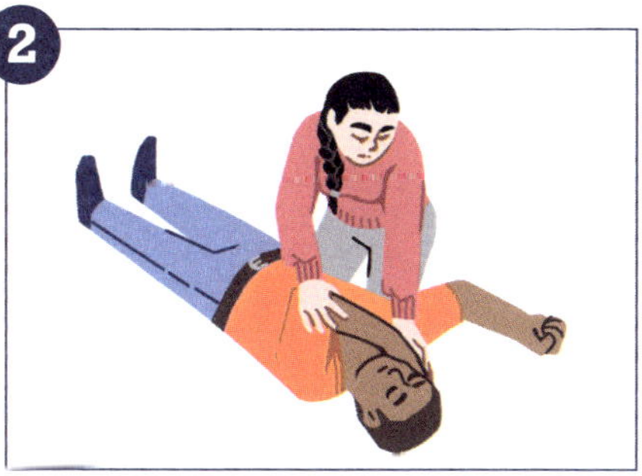

Die Hand der anderen Seite an die gegenüberliegende Wange legen

3

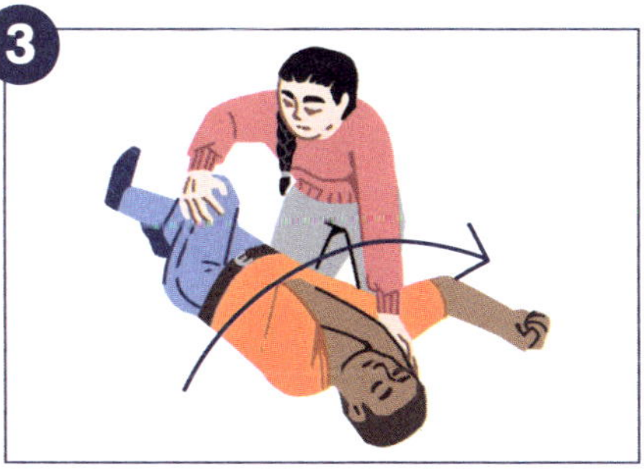

Das Bein auf der gegenüberliegenden Seite des angewinkelten Arms aufstellen, ans Knie greifen und die Person zu sich drehen

4

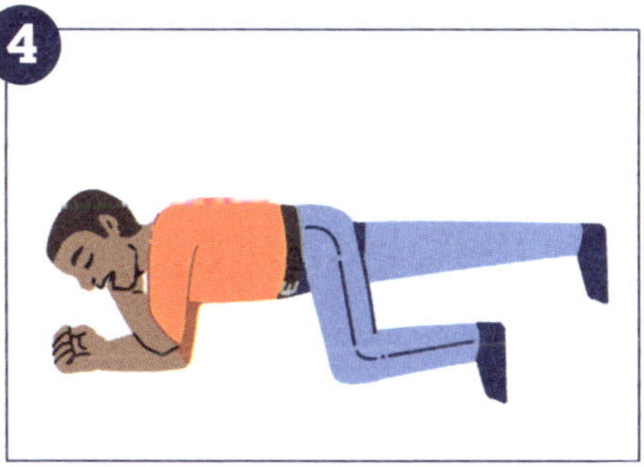

Den Kopf erneut überstrecken und die Hand etwas unterm Kopf hervorziehen, sodass der Kopf nur auf den Fingern liegt

1

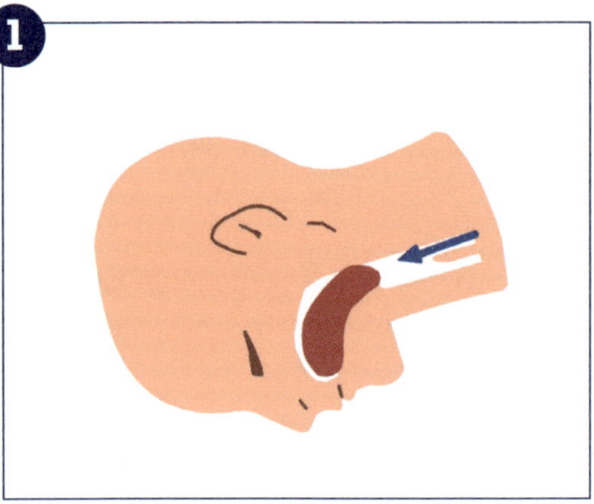

Der Kopf liegt auf der Seite, der Mundwinkel ist der tiefste Punkt.

2

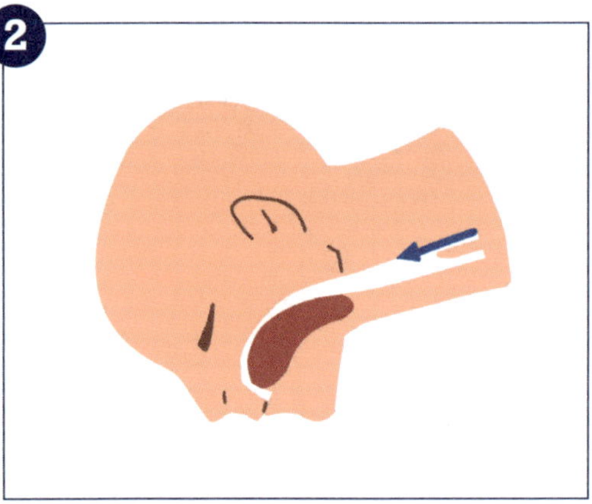

Der Kopf bleibt auf die Seite gedreht und wird überstreckt, sodass Mageninhalt an der Zunge vorbeilaufen kann.

3

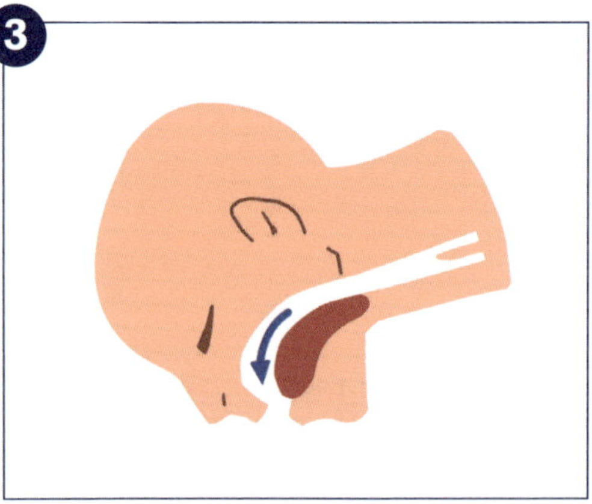

Der Kopf ist überstreckt und der Mund wird geöffnet, damit Mageninhalt aus dem Mund laufen kann.

Die richtige Kopfposition

Das Entscheidende bei der Seitenlage ist die Position des Kopfes. Der sollte nämlich so liegen, dass der Mundwinkel der tiefste Punkt ist, damit Mageninhalt aus dem Mund herauslaufen kann. Als Faustregel kann man sich hier merken: Je größer das Gefälle ist, desto leichter fließt der Mageninhalt aus dem Mund.

Anschließend kontrolliert ihr, ob der Kopf noch gut überstreckt ist. Das ist wichtig, denn so kommt der Mageninhalt leichter an der Zunge vorbei. Damit das auch wirklich funktioniert, öffnet ihr noch den Mund, damit der Mageninhalt nicht durch die Nase herausläuft.

Was man leider oft sieht, ist, dass bei Personen in der Seitenlage die Hand so weit unter dem Kopf liegt, dass der Kopf nicht mehr überstreckt und der Mundwinkel auch nicht mehr der tiefste Punkt ist. Legt die Hand zur Stabilisierung lieber etwas vor den Kopf, da kann man sie auch mal ganz kurz streicheln. Und bis der Rettungsdienst da ist, kontrolliert ihr jetzt immer wieder die Atmung und sprecht die Person an.

Probleme bei der Seitenlage

Natürlich gibt es auch Situationen, in denen es nicht so einfach ist, eine Seitenlage zu machen, zum Beispiel, wenn eine Person sehr korpulent ist. Oder aber Bewegungseinschränkungen im Hals, in den Armen oder den Beinen hat. Die gute Nachricht ist:

Bei der Seitenlage geht es nicht um Perfektionismus!

Dreht die Person dann einfach in die Position, die der Seitenlage am nächsten kommt, und achtet darauf, dass der Kopf überstreckt, die Atemwege frei sind und der Mund geöffnet ist. Fertig. Und wenn ihr im Notfall einen Knoten im Kopf habt und nicht mehr wisst, welches Bein und welcher Arm jetzt in welche Himmelsrichtung verbogen werden sollen, dann erinnert euch an die wichtigsten drei Punkte: Der Mundwinkel ist der tiefste Punkt, der Kopf wird überstreckt und der Mund muss offen sein. Der Rest ist erst einmal zweitrangig!

Eine schöne Anekdote aus dem Rettungseinsatz zum Thema »bewusstlose Person« ist übrigens, dass diese oft nicht mehr bewusstlos ist, wenn die Rettungskräfte eintreffen. Die Ersthelfer schwören dann bei Leib und Leben, dass die betroffene Person bis vor einer Sekunde tatsächlich bewusstlos war und gerade erst wieder aufgewacht sei. Ja, na klar ... So wie immer.

Bis mir dann genau das passiert ist. Ich war privat unterwegs und bin zufällig zu einer bewusstlosen Person mit Atmung gekommen, hab sie in die Seitenlage gedreht und die 112 angerufen. Und was soll ich sagen, gefühlt eine Sekunde, bevor der Rettungswagen um die Ecke bog, wachte meine bewusstlose Person wieder auf. Das ist jetzt nicht dein Ernst, dachte ich da. Ich habe dem Kollegen die Patientin übergeben und geschworen: »Du, die war bis eben wirklich so was von bewusstlos! Ehrlich!« Der Kollege musste schmunzeln: »Na klar. So wie immer eben!«. Ihr seht, auch Notärzten geht es nicht anders als euch, wenn sie privat als Ersthelfer agieren müssen.

HARTNÄCKIGE MYTHEN FÜR DEN ERNSTFALL

Kommen wir noch einmal zurück zum Thema der Bewusstlosigkeit. Was wissen wir jetzt ganz sicher? Eine Person ist bewusstlos, wenn sie nicht auf Ansprache oder auf das Rütteln an der Schulter reagiert. Ist dies der Fall, kontrolliert ihr die Atmung, überstreckt den Kopf, zieht das Kinn nach vorn, wählt den Notruf und dreht die Person in die Seitenlage. Und während ihr nun dort hockt, auf den Rettungswagen wartet und immer wieder die Atmung kontrolliert, überlegt ihr, ob ihr vielleicht noch etwas anderes tun könnt. Wie wäre es zum Beispiel, die Beine hochzulegen, vielleicht kommt die Person dann gleich wieder zu sich?! Und ja, wenn eure Mutter etwa einen niedrigen Blutdruck hat, fünfmal am Tag kollabiert und ihr wisst, dass ihr einfach nur kurz ihre Beine hochlegen müsst und sie dann wieder zu sich kommt, ist das gut und genau richtig so. Deshalb würde auch niemand die 112 wählen.

Aber wenn ihr die Person nicht kennt, dann dreht ihr sie bitte, nachdem ihr die Atmung kontrolliert habt, in die Seitenlage, auch wenn sie nach 20 Sekunden die Augen wieder aufmacht. *Safety first!* Denn falls sie es nicht tut, liegt sie in der Seitenlage auf jeden Fall in der perfekten Position.

Noch kurz eine andere Sache. Wenn es beispielsweise eurem Arbeitskollegen so richtig schlecht geht, er blass ist, Schmerzen und offenbar gerade ein medizinisches Problem hat, ist das nicht der perfekte Zeitpunkt, um ihm einen leckeren Kaffee und ein Croissant anzubieten. Denn sollte er bewusstlos werden, sind das Erste, was ihr wiedersehen werdet, das Croissant und der Kaffee. Das heißt also: in einer Notfallsituation bitte nie etwas zu essen oder zu trinken geben.

Deshalb gehen wir dieses Thema jetzt ebenfalls noch einmal durch – denn auch bei Motorradunfällen gilt: ein Schritt nach dem anderen und nicht gleich kompliziert denken! Der Ablauf bleibt immer derselbe! Solange der verunfallte Motorradfahrer mit euch sprechen kann, befindet ihr euch in einer Not-

ERSTE-HILFE-MYTHOS

Bei Ohnmacht müssen die Beine hoch

Ist eine Person bewusstlos, atmet aber, dann ist die einzig richtige Position die Seitenlage. Alle anderen speziellen Lagerungstechniken sind ein Fall für die Rettungsprofis.

fallsituation I – das bedeutet: Er hat Atmung, er hat Kreislauf und es gibt keinen Grund, den Helm abzunehmen oder die betroffene Person zu bewegen, außer sie liegt in einer Gefahrenzone.

Habt ihr die Unfallstelle abgesichert, den Motorradfahrer angesprochen und er reagiert nicht, dann vergesst einmal kurz, dass er einen Helm trägt, denn jetzt gilt das, was wir gerade für die Notfallsituation II besprochen haben: Ihr müsst kontrollieren, ob die betroffene Person atmet oder nicht. Und natürlich kann es sein, dass der Motorradfahrer als Geschoss auf einem Motorblock ohne jede Knautschzone Verletzungen an der Wirbelsäule hat, das ist das Konzept beim Motorradfahren. Aber wenn wir jetzt sagen, besser nicht bewegen oder anfassen, dann rutscht die Zunge zurück, der Mageninhalt läuft in die Luftröhre und damit sind so ziemlich alle Züge für den Motorradfahrer abgefahren.

Das Gleiche gilt natürlich auch bei Unfällen ohne Motorrad, bei denen sich die betroffene Person eventuell Verletzungen an der Wirbelsäule zugezogen haben könnte. Wenn jemand zum Beispiel von einer Leiter gestürzt ist und vor Schmerzen schreit, weil er sich das Bein gebrochen hat, ist er ganz offensichtlich bei Bewusstsein, hat Atmung, hat Kreislauf, ihr ruft die 112 und bleibt einfach dabei. Das ist wieder eine Notfallsituation I und an den Schmer-

ERSTE-HILFE-MYTHOS

Nach einem Motorradunfall auf keinen Fall den Helm abnehmen

So pauschal stimmt diese Aussage nicht! Ist der Motorradfahrer bei Bewusstsein, hat Atmung und Kreislauf, gibt es keinen Grund, die Person zu bewegen oder ihr den Helm abzunehmen. Ist die Person jedoch nicht bei Bewusstsein, hat die Sicherung der Atemwege alleroberste Priorität, wofür es in der Regel unvermeidbar ist, sie zu bewegen und in dem Fall auch den Helm abzunehmen.

zen, die die Person hat, könnt ihr leider gerade nichts ändern. Reagiert die Person, die von der Leiter gestürzt ist, aber nicht auf Ansprache, müsst ihr als Erstes die Atmung kontrollieren und die Person dabei gegebenenfalls bewegen. Ja, und wenn sie dann atmet, ruft ihr die 112 und dreht sie in die Seitenlage – Mundwinkel, tiefster Punkt, Kopf überstreckt, Mund offen. Natürlich ist es immer gut, wenn eine verletzte Person nicht bewegt werden muss, aber im Augenblick, da sie bewusstlos ist, hat die Sicherung der Atemwege oberste Priorität. Was zu tun ist, wenn die Person nicht atmet, dazu kommen wir im nächsten Kapitel.

Bevor wir gleich zur Notfallsituation III kommen, noch ein kleiner Nachtrag zum Thema Notruf absetzen, wenn ihr in einer Notfallsituation II seid: Stellt euch vor, ihr seid gerade im Wald joggen. Auf dem Weg liegt eine bewusstlose Person, die aber noch atmet, und ihr wollt die 112 anrufen. Aber ihr habt kein Handy dabei oder keinen Empfang und in eurer Umgebung ist außer einem Hirsch und einem Hasen, die komisch gucken, niemand, den ihr bitten könntet, den Notruf abzusetzen. In dieser Situation könnt ihr die Person in die Seitenlage drehen, damit die Atemwege sichern und erst dann Hilfe holen.

FAZIT

Wir können also festhalten, dass in einer Notfallsituation II die Atemkontrolle beziehungsweise die Sicherung der Atemwege die oberste Priorität hat. Reagiert eine Person nicht auf eure Ansprache und gibt auch sonst keine Laute oder irgendeine Art von Bewegung von sich, ist davon auszugehen, dass sie bewusstlos ist und damit das Risiko besteht, dass Erbrochenes oder die Zunge die Atemwege verlegt. Anschließend wählt ihr den Notruf und könnt die Person in die Seitenlage drehen.

Natürlich ist die Seitenlage kein hundertprozentiger Schutz, dass kein Mageninhalt in die Luftröhre läuft, aber es ist das Beste, was ihr ohne weitere Hilfsmittel für die Person tun könnt, bis die Profis da sind.

✓

CHECKLISTE FÜR ERSTHELFER NOTFALLSITUATION II

Person ist bewusstlos mit Atmung

- Person ansprechen und leicht an der Schulter rütteln
- Atemkontrolle
- 112 anrufen
- In die Seitenlage bringen
- Atmung weiterhin kontrollieren

NOCH MEHR NOTFALLSITUATIONEN II

So, und weil es bei der Notfallsituation I schon so schön war, gibt es auch jetzt noch ein kleines Ablauftraining zur Notfallsituation II. Denn die kann ebenfalls ganz unterschiedlich aussehen, der Ablauf für euch als Ersthelfer bleibt aber immer derselbe. Los geht's!

Überraschung im Aufzug

Ihr habt euch entschieden, dass es höchste Zeit ist, die eigene Fitness wieder in Schwung zu bringen. Nachdem ihr die Sporttasche im Schweiße eures Angesichts gepackt habt, gibt's noch einen Powerriegel, um die verbrannten Kalorien aufzufüllen, und dann geht es los. Weil ihr aber nicht schon fix und fertig im Fitnessstudio ankommen wollt, beschließt ihr, nicht die Treppen hinunterzujoggen, sondern den Lift zu nehmen. Nicht, dass ihr bis zum Auto schon all eure Energie verbraucht habt! Ihr biegt im Treppenhaus in Richtung Aufzug ab und hofft, dass er nicht gerade ganz unten ist und ihr zu lange warten müsst, was eure Sportmotivation negativ beeinflussen könnte. Mit gepackter Sporttasche biegt ihr also um die Ecke und seht, dass der Aufzug glücklicherweise gerade auf eurer Etage ist. Das Problem ist nur: Es liegt jemand darin.

Was macht ihr? Ganz klar: einmal tief einatmen, allen Mut zusammennehmen und einen kurzen Rundumblick wagen. So weit scheint alles sicher zu sein, also los. Ihr geht zu der Person, die auf dem Fahrstuhlboden liegt, und sprecht sie an: »Hallo, brauchen Sie Hilfe?« Keine Reaktion. Ein Nachbar, der die Situation durch seinen Türspion beobachtet hat, traut sich heraus und ruft: »Was ist denn hier passiert?« »Das weiß ich auch nicht genau«, antwortet ihr, »aber hier ist so wenig Platz im Aufzug, kommen Sie mal her und helfen mir, bitte! Wir müssen den Herren aus dem Aufzug bekommen!« Etwas widerwillig schlurft der Nachbar herbei, ihr dreht die Person auf den Rücken, macht hochprofessionell einen Rautek-Griff, der Nachbar zieht an den Beinen und ein paar Sekunden später liegt der Herr im Flur vor der Aufzugtür.

Bevor der menschenscheue Nachbar sich wieder hinter seinen Türspion verkrümeln kann, spannt ihr ihn noch mit einer klaren Handlungsanweisung ein: »Ruf du bitte schon mal die 112 an, ich kontrolliere seine Atmung.« Als hättet ihr noch nie was anderes gemacht, überstreckt ihr den Kopf des Herrn und kontrolliert fünf bis zehn Sekunden lang die Atmung: Wunderbar, ihr fühlt, hört und seht, dass er atmet. Diese Info ruft ihr eurem Nachbarn noch hinterher: »Wenn die Leitstelle fragt, sag denen, dass der Mann bewusstlos ist und atmet!« Damit jetzt bloß nicht die Zunge nach hinten rutscht oder, schlimmer noch, Erbrochenes in die Luftröhre läuft, dreht ihr den Herrn souverän und gekonnt in die Seitenlage, und bis die professionelle Hilfe vor Ort ist, sprecht ihr ihn immer wieder an und kontrolliert seine Atmung. Dem Rettungsteam erzählt ihr kurz, was passiert ist, und dann geht's mit ein bisschen Verspätung beschwingt zum ersten Training seit Wochen.

So funktioniert der Rautek-Griff

1

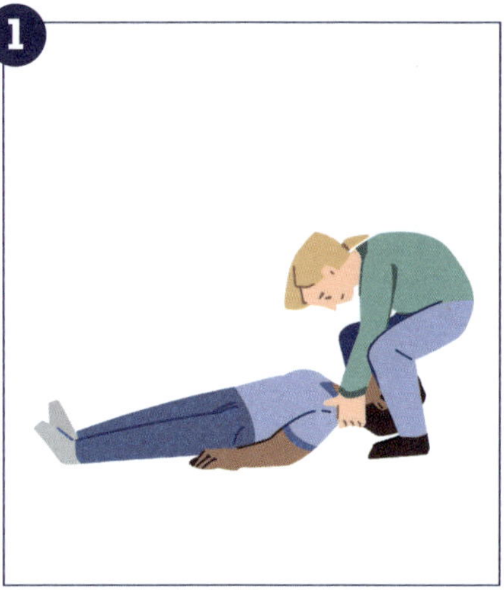

Ans Kopfende der Person stellen und von hinten Kopf und Schultern des Betroffenen anheben

2

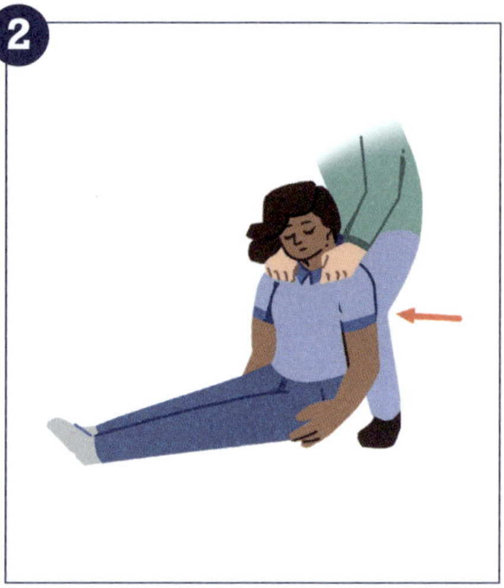

Den aufgerichteten Rücken mit dem eigenen Knie oder Oberschenkel abstützen

3

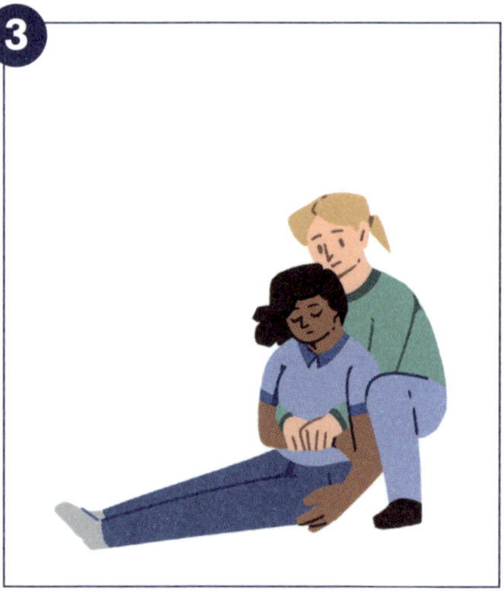

Unter den Achseln durchgreifen, den Betroffenen mit beiden Händen an einem Unterarm fassen

4

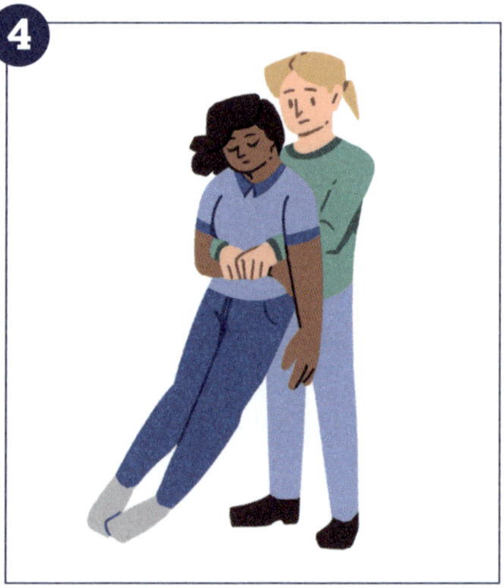

Den Betroffenen aus der Gefahrenzone ziehen

Fiasko im Friseursalon

Endlich, endlich geht es euren viel zu langen Zotteln mal wieder an den Kragen. Ihr habt es euch verdient, heute ist euer Tag, es wird einfach nur entspannt – komme, was wolle! Im Friseursalon angekommen, wird euch direkt ein Käffchen angeboten, das ihr dankend annehmt und schlürft, während ihr euren Haarschnitt besprecht. Das wird grandios, da seid ihr euch sicher. Also rüber zum Waschbecken und einmal alle Sorgen aus der Kopfhaut spülen lassen – herrlich! Gerade als ihr entspannt in euren Friseurstuhl sinkt und euer Coiffeur die Schere ansetzen will, kreischt die Dame drei Spiegel weiter los: »Was ist denn das?! Wir hatten aber einen ganz anderen Schnitt vereinbart und jetzt sehe ich aus wie ein Wischmopp!« Die Kundin springt vor Entrüstung auf, sackt aber im selben Augenblick in sich zusammen. Zum Glück kann die Friseurin sie mit beiden Armen packen und langsam auf den Boden legen.

Was macht ihr? Bis eben wart ihr sehr entspannt und habt eigentlich im Geiste gerade den nächsten Strandurlaub geplant, aber jetzt seid ihr plötzlich hellwach. Im Notfall zu helfen, soll ja total einfach sein, habt ihr gehört. Deshalb steht ihr auf, dreht euren Umhang zum Superhelden-Cape nach hinten – denn allein bekommt ihr das Ding eh nicht vom Hals – und ab geht's in Richtung der am Boden liegenden Frau. Außer, dass überall Haare am Boden liegen, sieht die Situation ganz ungefährlich aus. Check! Ihr kniet euch neben die Kundin und sprecht sie an: »Hallo, können Sie mich hören?« Keine Reaktion. Selbst als ihr an den Schultern rüttelt, passiert nichts. Die Kundin ist tatsächlich bewusstlos. Also folgt der nächste Schritt: die Atemkontrolle. Obwohl ihr noch gar nicht euer Ohr über Mund und Nase der bewusstlosen Kundin habt, sehr ihr schon, dass ihr Brustkorb sich hebt und senkt. Zur Sicherheit macht ihr aber trotzdem noch eine perfekte Atemkontrolle, mit einer Hand auf der Stirn, mit der anderen Hand unter dem Kinn überstreckt ihr den Kopf und zieht den Unterkiefer nach oben. Jawoll, sie atmet immer noch, das ist super! Genauso wie die Tatsache, dass die Mitarbeiter des Salons anscheinend auch nicht auf den Kopf gefallen sind und bereits den Rettungsdienst gerufen haben, während ihr die Atmung kontrolliert habt. Jetzt schnell in die Seitenlage drehen, den Kopf überstrecken und richtig lagern. Bis der Rettungsdienst eintrifft, sprecht ihr die Frau immer wieder aufs Neue an und kontrolliert die Atmung. Als eure professionelle Ablösung da und die Frau versorgt ist, könnt ihr euren Umhang wieder nach vorne drehen und auf euren Stuhl zurückkehren. Das war eine gute Teamarbeit, denkt ihr, während der Friseur endlich die Schere ansetzt. Und dann werft ihr noch schnell ein: »Meine Frisur wird aber super, oder?! Nicht, dass ich hier gleich auch am Boden liege!«

Kollaps im Garten

Es ist Sommer, die Sonne scheint, ein herrlicher Tag. Der Garten sollte mal wieder richtig auf Vordermann gebracht werden, und weil eure Daumen zwar grün, aber doch eher zwei linke sind, habt ihr euch für diesen Job einen Gärtner gebucht. Der ist seit heute Morgen am Werk und macht seine Sache richtig gut. Am späteren Mittag hört ihr durch das offene Küchenfenster einen lauten Schlag, als wäre etwas Schweres in die Hecke gefallen. Weil ihr vom Küchenfenster aus nichts sehen könnt, lauft ihr raus in den Garten und da liegt der Gärtner neben der Hecke auf dem Bauch, im Schatten der alten Eiche.

Was macht ihr? Natürlich gucken, was genau da los ist. Die Situation sieht aber zum Glück sicher aus: keine Leiter, keine Heckenschere oder andere Dinge, die gefährlich sein könnten. »Hallooo?!«, sprecht ihr den Gärtner an und rüttelt an seinen Schultern. Keine Reaktion. Oha, hoffentlich atmet er noch. Weil es aber in Bauchlage gar nicht so einfach ist mit der Atemkontrolle, dreht ihr den Gärtner erst einmal auf den Rücken. Eine Hand unters Kinn, eine Hand auf die Stirn, schön den Kopf nach hinten überstrecken. Fühlen, hören und sehen für fünf bis zehn Sekunden. Ja, er atmet noch. Jetzt wollt ihr schnell den Notruf wählen, habt aber leider das Handy in der Küche liegen lassen. Also dreht ihr den Gärtner erst in die Seitenlage, holt dann das Handy und ruft die 112 an. Während ihr ihn immer wieder ansprecht und die Atmung kontrolliert, hört ihr schon in der Ferne den Rettungsdienst kommen. Kurz bevor der Rettungs- und der Notarzteinsatzwagen in eurer Auffahrt parken, macht der Gärtner die Augen wieder auf. »Was ist passiert?!«, fragt er verwirrt.

»Oh nein, jetzt habe ich den Rettungsdienst ganz umsonst kommen lassen!«, denkt ihr womöglich. Habt ihr nicht. Natürlich kann es sein, dass bewusstlose Personen in der Zeit bis zum Eintreffen der Rettungscrew wieder zu sich kommen. Und das ist doch super für die betreffende Person. Aber vielleicht kommt die Person eben nicht wieder zu sich und deshalb ist es megawichtig, auf jeden Fall die 112 anzurufen.

Und nicht vergessen, sollte die betroffene Person vor dem Eintreffen der Rettungskräfte wieder zu Bewusstsein kommen, dann gebt ihr bitte weder etwas zu essen noch zu trinken, sondern wartet, bis die Profis vor Ort sind.

5

Notfallsituation III

Person ist bewusstlos ohne Atmung

WENN DAS HERZ STEHEN BLEIBT

Weil aller guten Dinge ja bekanntlich drei sind, kommen wir jetzt zur Notfallsituation III: Eine Person ist bewusstlos und ohne Atmung. Der Worst Case sozusagen.

Wenn wir in diesem Zusammenhang an unseren Günther zurückdenken, könnte das zum Beispiel bedeuten, dass eine typische Nebenwirkung von Shampoo im Darm eingesetzt hat: innerliche Lichtblitze, die das Herz angreifen. Daraufhin ist sein Herz stehen geblieben und seine Portion Pommes noch weiter entfernt als in Notfallsituation II.

Das Tolle für euch als Ersthelfer ist, der Ablauf ist auch jetzt erst einmal derselbe. Ihr nehmt euren Mut zusammen, achtet auf eure Sicherheit und geht zu unserem lieben Günther, um ihn anzusprechen: Keine Reaktion, Günni ist bewusstlos. Dann folgt der nächste Schritt – eine gute Atemkontrolle: eine Hand unters Kinn, eine auf die Stirn, den Kopf nach hinten überstrecken und den Unterkiefer nach oben ziehen, fünf bis zehn Sekunden fühlen, hören, sehen. Anders als vorhin fühlt, hört oder seht ihr diesmal aber nichts beziehungsweise seid euch vielleicht nicht sicher, ob Günther atmet. Also wird direkt die 112 angerufen.

» ***Die Atemkontrolle ersetzt die Pulskontrolle: Atmet die Person, ab mit ihr in die Seitenlage. Atmet sie nicht oder seid ihr euch nicht sicher, mit Herzdruckmassage beginnen.***

Wahrscheinlich wäre euer erster Impuls jetzt, die Pulskontrolle durchzuführen, um zu entscheiden, ob das Herz von Günther noch schlägt oder nicht. Das hat man beim Erste-Hilfe-Kurs ja auch mal kurz gelernt! Tatsächlich ist es aber heute so, dass die Pulskontrolle im klassischen Sinne im Laienbereich seit vielen Jahren nicht mehr gemacht wird.

Denn das Ertasten des Pulses ist selbst für Profis gar nicht so leicht. Also streicht dieses Thema aus eurem Kopf! Dazu kommt, dass einer der Hauptgründe, warum Herzen stehen bleiben, der plötzliche Herztod ist. Und dabei ist es für euch völlig egal, was da im Detail pathophysiologisch passiert. Die Reihenfolge ist: Das Herz bleibt, warum auch immer, stehen und als Folge davon hört die Person auf zu atmen. Das bedeutet im Umkehrschluss, dass bei jemandem, der nicht mehr atmet, vorher bereits das Herz aufgehört hat zu schlagen. Und genau aus diesem Grund ist die Atemkontrolle so wichtig. Sie ist der zentrale Scheideweg, um sagen zu können, ob die Person atmet und in die Seitenlage gebracht werden muss oder ob die Person nicht atmet oder ihr das nicht sicher sagen könnt, weshalb ihr davon ausgehen müsst, dass das Herz stehen geblieben ist und ihr mit der Herzdruckmassage starten müsst.

Und Leute, wenn ihr bei jemandem Herzdruckmassage macht und die Person, die da liegt, anfängt, wild mit den Armen rumzufuchteln, dann bedeutet das eigentlich immer, dass sie doch atmet und das Herz nicht stehen geblieben ist. In diesem Fall hört ihr natürlich auf mit der Herzdruckmassage, kontrolliert die Atmung und dreht die Person in die Seitenlage.

Seid ihr allerdings tatsächlich in einer Notfallsituation III und die Person ist bewusstlos und atmet nicht, dann geht's nach dem Absetzen des Notrufes direkt los mit der Herzdruckmassage. Das gilt auch für den Fall, wenn ihr bei der Atemkontrolle unsicher seid, ob die Person wirklich atmet. Im Zweifel beginnt ihr umgehend mit der Herzdruckmassage.

Das gilt es zu beachten

Bei der Herzdruckmassage gibt es für euch als Ersthelfer ein paar Dinge zu beachten, die ihr aber bestimmt problemlos in den Griff bekommt. Zum Beispiel sollte die Person, an der ihr gleich tätig werdet, sich auf einem weitgehend stabilen Untergrund befinden. Denn liegt der Körper auf weichem Grund, gibt er dem Druck nach, den ihr ausübt, und das Herz bekommt davon gar nichts ab.

> *Damit die Herzdruckmassage möglichst effektiv ist, ist es wichtig, dass die Person auf einem festen Untergrund liegt.*

Sollte also jemand im Wasserbett liegen, rollt ihn oder sie einfach runter, auch wenn's kurz plumps macht. Anschließend macht ihr den Oberkörper frei – also den der bewusstlosen Person, nicht euren eigenen Oberkörper. Dieser Hinweis ist tatsächlich notwendig und kein Witz! Da kommt es durchaus mal zu Verwirrungen, wer jetzt den nackten Oberkörper haben sollte – der Ersthelfer oder die betroffene Person ohne Atmung und ohne Bewusstsein. In einer meiner Shows saß einmal ein Kollege einer anderen Leitstelle und berichtete, dass sie aus diesem Grund sogar den Gesprächsleitfaden ihrer Leitstelle geändert hätten. Sie haben es nämlich in der Tat mehr als bloß einmal erlebt, dass sie zu einem Notfallort kamen und die Ersthelfer mit freiem Oberkörper die Herzdruckmassage durchführten, während die betroffene Person vollständig bekleidet war.

Wen wundert das?! Denn sofern sich in einer Notfallsituation nach der Wahl der 112 herausstellt, dass es sich um eine Reanimation handelt, der Ersthelfer vor Ort aber keine Ahnung hat, was er tun soll, dann bleiben die Kollegen von der Leitstelle natürlich am Telefon und leiten den Helfer an. Und dann sagen sie normalerweise so etwas wie: »Legen Sie die Person auf einen festen Untergrund, machen Sie den Oberkörper frei und so weiter und so fort.« Weil der Ersthelfer vor Ort aber superaufgeregt ist und selbstverständlich weiß, dass es hier gerade um alles geht, kommt er im Eifer des Gefechts mal kurz durcheinander. Echt verständlich! Aus diesem Grund sagen die Kollegen der Leitstelle Wuppertal bei der Telefonreanimation nun ganz klar: Bitte machen Sie den Oberkörper der Person frei, die da vor Ihnen liegt!

Aber zurück zum Ablauf: Die Person ist bewusstlos, sie atmet nicht oder ihr seid euch nicht sicher, ihr habt bereits die 112 angerufen und wollt jetzt mit der Herzdruckmassage beginnen. Der Untergrund ist fest, den Oberkörper habt ihr entblößt und nun ist die große Frage: Wo war noch mal der Druckpunkt? Einige von euch werden sich bestimmt an die Fingermethode erinnern: Am Rippenbogen entlang bis zum Xiphoid, zwei Finger drüber, drei darunter, das Ergebnis mit dem Nachbarn diskutieren und niemand weiß mehr, wie viele verdammte Finger es denn jetzt sind. Das wurde für uns alle vereinfacht: Der Druckpunkt ist in der Mitte vom Brustkorb.

1

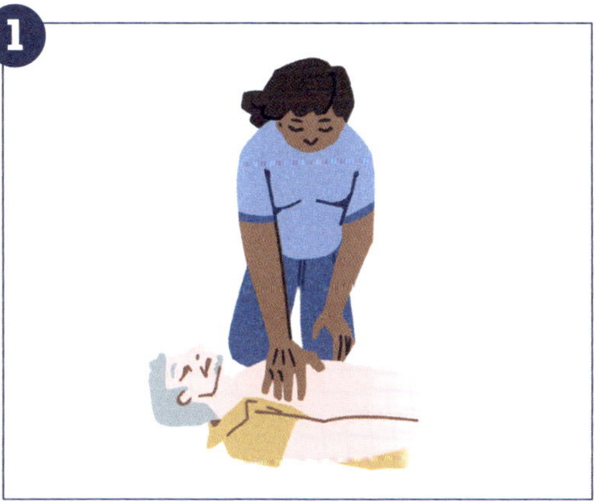

Den Handballen auf die Mitte des Brustkorbes legen

2

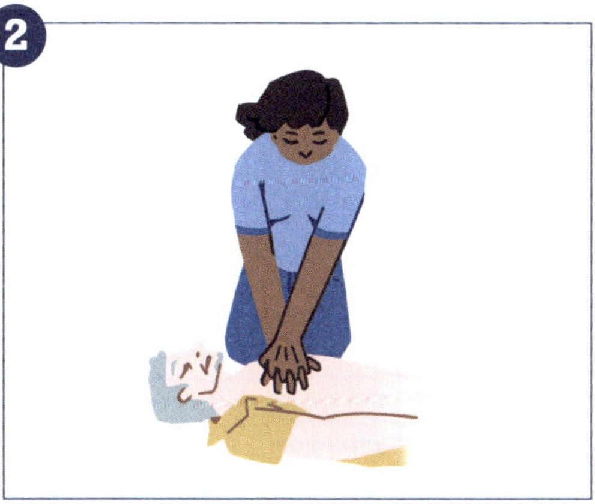

Den zweiten Handballen darüber setzen

3

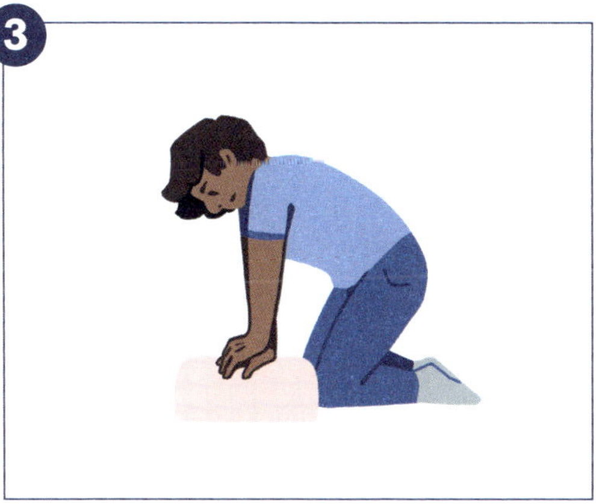

Mit durchgestreckten Armen fünf bis sechs Zentimeter drücken

Ihr kniet euch also neben die Person, setzt einen Handballen auf den Oberkörper in die Mitte des Brustkorbes, legt den zweiten Handballen über den ersten und drückt dann senkrecht von oben mit durchgestreckten Armen. So komprimiert ihr den Brustkorb aus den Schultern heraus circa fünf bis sechs Zentimeter mit einer Frequenz von 100 pro Minute. Und ja, es ist natürlich nicht einfach zu erkennen, wann die sechs Zentimeter erreicht sind, das muss man tatsächlich einmal üben, um ein Gefühl dafür zu entwickeln. Wichtig ist, dass ihr den Brustkorb nach der Kompression immer wieder komplett entlastet, ohne dabei die Hände vom Brustkorb zu nehmen. Was die 100 Herzdruckmassagen pro Minute angeht, hilft es, wenn ihr die Songs *Atemlos* oder *Stayin' Alive* im Kopf summt und im Takt drückt. Ein schöner Nebeneffekt: Beim Summen oder Singen kommt gleich gute Stimmung auf.

So funktioniert die Herzdruckmassage

Natürlich können bei der Herzdruckmassage Rippen brechen. Denn das ist eine Bewegung, die der Brustkorb im normalen Leben niemals macht. Wir atmen tief ein, der Brustkorb dehnt sich, wir atmen aus und der Brustkorb sinkt zurück in die sogenannte Atemruhelage. Von hier aus komprimieren wir den Brustkorb bei der Druckmassage nun aber fünf bis sechs Zentimeter nach innen – das schafft der Brustkorb von alleine nicht und daher können eben Rippen brechen.

✓

CHECKLISTE FÜR ERSTHELFER

Die Herzdruckmassage

- **Lagern auf festem Untergrund**
- **Oberkörper der am Boden liegenden Person freimachen**
- **Druckpunkt: in der Mitte des Brustkorbs**
- **Brustkorb fünf bis sechs Zentimeter tief und 100-mal pro Minute komprimieren**
- **Wenn möglich alle zwei Minuten mit einer anderen Person abwechseln**

Aber lasst euch nicht von dem Knacken irritieren oder drückt vor lauter Schreck nur noch ein bisschen. Es müssen schon die genannten fünf bis sechs Zentimeter sein, damit das Ganze funktionieren kann. Und außerdem: Eine gebrochene Rippe kann man wunderbar überleben, ein stillstehendes Herz, das nicht ausreichend komprimiert wird, eher nicht.

Die Tücken der Beatmung

Jetzt werden sich einige von euch fragen, wann es mit der Beatmung losgeht. Das war doch immer die liebste Maßnahme bei einem Notfall. Macht man das heute etwa nicht mehr? Nein, auch die Mund-zu-Mund-Beatmung könnt ihr von eurer Ersthelfer-Liste streichen!

Klar, es gibt Studien an Schweinen, die einen kleinen Kreislaufstillstand »erlitten« haben, damit man untersuchen konnte, welche Schweine die höheren Überlebenschancen haben – die, bei denen nur Herzdruckmassage gemacht wurde, oder die, bei denen gedrückt und beatmet wurde. Und tatsächlich haben mehr Schweine überlebt, bei denen sowohl Herzdruckmassage als auch Beatmung durchgeführt wurden. Jetzt muss man sich das aber mal im Detail angucken: Aufgrund der anatomischen Ähnlichkeit funktioniert die Herzdruckmassage beim Schwein genauso wie die Herzdruckmassage beim Menschen. Jedoch gab es einen entscheidenden Unterschied: Die Schweine in der Studie hatten alle einen Schlauch in der Luftröhre, über den sie beatmet wurden. Das heißt: Jeder Milliliter Luft, der in das Schwein gepustet wurde, kam auch da an, wo er hinsollte – nämlich in der Lunge. Ein Mensch in einer Notfallsituation hat jedoch keinen Schlauch in der Luftröhre, zumindest nicht, bevor die Rettungskräfte eintreffen. Das bedeutet, im Notfall müsste es tatsächlich die Mund-zu-Mund-Beatmung sein. Und die ist wirklich nicht so leicht, wenn man das nicht regelmäßig übt. Soll heißen, falls ihr in Beatmung geschult seid, vielleicht sogar alternative Atemwegshilfsmittel verwenden könnt, dann macht das auch. Seid ihr aber nicht fit im Beatmen oder einfach unsicher, solltet ihr euch lieber auf eine gute und durchgehende Herzdruckmassage konzentrieren, damit der Restsauerstoff in den großen Gefäßen zum Gehirn transportiert wird. Und das tut ihr so lange, bis jemand da ist, der sich mit Atemwegssicherung auskennt, was in der Regel der Rettungsdienst ist.

Wie stehen die Chancen auf Erfolg?

Halten wir noch einmal fest: Wenn eine Person bewusstlos ist und keine Atmung hat, dann ist die Herzdruckmassage die beste Möglichkeit, um diese Person zu reanimieren. Es sei denn, es liegen mit dem Leben nicht zu vereinbarende Verletzungen vor. Ist zum Beispiel der Kopf vom Rumpf getrennt oder kriechen bereits Maden aus dem Mund, wird die Aussicht auf Erfolg eher mäßig sein. Aber sonst beginnen auch die Profis vom Rettungsdienst immer mit der Wiederbelebung.

Und zwar so lange, bis im wahrsten Sinne des Wortes der Arzt kommt oder bis ihr als Ersthelfer kurz vor der absoluten Erschöpfung steht und selbst gut einen Arzt gebrauchen könntet. Denn Fakt ist: Herzdruckmassage ist wirklich anstrengend, auch für Profis, die das regelmäßig machen. Nach einer langen Herzdruckmassage dauert es durchaus einige Zeit, bis die eigene Herzfrequenz sich wieder normalisiert hat. Ist jemand in eurer Nähe, dann wechselt euch daher im Idealfall alle zwei Minuten mit der Herzdruckmassage ab.

So weit, so gut – aber wie hoch sind überhaupt die Erfolgschancen, wenn da jemand liegt und ihr eine Herzdruckmassage macht? Soll heißen, wie hoch ist die Chance, dass die Person aufsteht und sagt: »Oh, das war ja ein Ding! Besten Dank für die Reanimation, so schaffe ich meinen Wocheneinkauf ja doch noch!« Oder etwas weniger scherzhaft formuliert: Wie groß ist die Chance, dass die Person wieder einen Kreislauf bekommt und anfängt, sich zu bewegen? Die Wahrscheinlichkeit ist eher gering. Denn es gibt ja einen Grund für den Kreislaufstillstand. Und egal wie energisch die Herzdruckmassage durchgeführt wird, ihr werdet die Ursache für den Kreislaufstillstand damit nicht wegzaubern. Wenn das Herz stehen bleibt, fließt das Blut nicht mehr, wodurch in den Kapillaren der Sauerstoff aufgebraucht ist. In den großen arteriellen Gefäßen, die vom Herzen wegführen, steht allerdings Blut, das mit Sauerstoff angereichert ist, der dort nicht verbraucht werden kann. Und genau dieses Blut transportiert ihr mit der Herzdruckmassage weiter durch den Körper, in der Hoffnung, dass möglichst wenig Hirnzellen untergehen, bis jemand vor Ort ist, der medikamentös und elektrisch eine Ursachenbehebung beim Kreislaufstillstand machen kann.

Das heißt, wenn ihr mit der Herzdruckmassage beginnt, werdet ihr da knien und drücken, bis der Rettungsdienst eintrifft und übernimmt. Er versorgt dann den Patienten und fährt mit ihm in der Regel zur nächsten Intensivstation. Dort wird der Betroffene dann oft noch eine Weile mit dem Lieblingsmedikament von Michael Jackson, Propofol, im künstlichen Koma gehalten, bis das medizinische Grundproblem behoben ist und der Patient wieder wach werden darf. Bei einem Kreislaufstillstand ist die Herzdruckmassage also die wichtigste Maßnahme, damit die betroffene Person überhaupt eine Chance hat zu überleben – vorausgesetzt, ihr habt zuvor die 112 gewählt.

Kommen wir deshalb noch einmal kurz zurück in den Wald. Ihr seid weiterhin allein beim Joggen. Da liegt schon wieder eine bewusstlose Person auf dem Weg, diesmal atmet sie aber nicht oder ihr seid euch nicht sicher. Ihr wollt die 112 anrufen. Leider habt ihr immer noch kein Handy dabei, keinen Empfang und Hirsch und Hase sind ebenfalls keine große Hilfe. Bevor ihr jetzt anfangt mit der Herzdruckmassage und dann nach einer halben Stunde erschöpft auf allen vieren aus dem Wald krabbelt, löst ihr euch erst von der Situation, holt Hilfe, kehrt dann zurück und fangt mit der Herzdruckmassage an. Natürlich möchten wir sofort und gut helfen, aber es ist hierbei erst mal wichtig, dass weitere Hilfe auf dem Weg ist.

Wie sinnvoll ist ein Defibrillator?

Neben der Herzdruckmassage gibt es noch eine weitere Möglichkeit, um einer betroffenen Person zu helfen. Kennt ihr diese kleinen Geräte, die in

Einkaufszentren, am Flughafen und in U-Bahnhöfen an der Wand hängen, die sogenannten automatischen externen Defibrillatoren, kurz AEDs genannt? Das sind Geräte, die tatsächlich eine Ursachenbehebung bei einem Kreislaufstillstand machen können. Dazu werden Klebe-Elektroden auf dem nackten Oberkörper angebracht und das Gerät führt selbstständig eine Rhythmusanalyse durch. Wenn am Herzen zum Beispiel beim berühmten Kammerflimmern alles durcheinandergeht, kann der Strom, den der AED durchs Herz schickt, alle Herzmuskelzellen einmal entladen, damit wieder ein geordneter Rhythmus entstehen kann. Das ist prinzipiell ein tolles Gerät, aber es wird immer ein bisschen so verkauft, als könnte das jeder benutzen und als wäre das überhaupt kein Problem. Die Realität bei Notfalltrainings mit Ärzten und Pflegekräften zeigt allerdings, dass Teilnehmende, die einen AED selten oder noch nie verwendet haben, sich im Notfall so sehr mit dem Gerät beschäftigen, dass sie dabei oft vergessen, eine Herzdruckmassage zu machen. Auch hier gilt: Wenn ihr im Umgang mit einem AED geschult seid, eine Person Herzdruckmassage macht und eine zweite sich um das Gerät kümmern kann, dann ist das wunderbar und eine ganz tolle Sache. Seid ihr jedoch allein oder unsicher bei der Benutzung des Geräts, dann konzentriert euch bitte auf eine gute und durchgehende Herzdruckmassage, bis jemand da ist, der sich mit dem Ding auskennt.

FAZIT

So, nun lasst uns auch die Vorgehensweise in einer Notfallsituation III noch einmal zusammenfassen: Hat die betroffene Person nicht auf eure Ansprache reagiert und könnt ihr keine Atmung feststellen oder seid nicht sicher, ob die Person tatsächlich atmet, dann startet ihr nach dem Absetzen des Notrufes unverzüglich mit der Herzdruckmassage. Im Idealfall könnt ihr euch dabei mit anderen Personen abwechseln, um Kräfte zu sparen und sicherzustellen, dass ihr die Herzdruckmassage auch so lange durchziehen könnt, bis der Rettungsdienst eintrifft.

CHECKLISTE FÜR ERSTHELFER NOTFALLSITUATION III

Person ist bewusstlos ohne Atmung

- Person ansprechen und leicht an der Schulter rütteln
- Atemkontrolle
- 112 anrufen
- Herzdruckmassage: 100 Kompressionen pro Minute, 5 bis 6 Zentimeter tief drücken

NOCH MEHR NOTFALLSITUATIONEN III

Natürlich habe ich wieder drei verschiedene Szenarien aus der Praxis für euch vorbereitet, die noch einmal zeigen, dass ihr selbst in einer Notfallsituation III souverän handeln und helfen könnt – auch wenn die Hemmungen jetzt vielleicht größer sind, als wenn die betroffene Person atmet, klar! Aber ich bin mir sicher, ihr schafft das! Wirklich!

Ein Schuppen unter Strom

Die Kinder rennen ins Wohnzimmer und rufen panisch: »Komm schnell, irgendwas stimmt nicht mit Onkel Eberhard!« Das klingt gar nicht gut, vor allem nicht, weil ihr wisst, dass Onkel Eberhard sich heute um die Elektrik im Schuppen kümmern wollte. Ihr schnappt geistesgegenwärtig euer Telefon und lauft den Kindern hinterher. Im Schuppen liegt neben einem Strohballen Onkel Eberhard zuckend am Boden. In seiner rechten Hand hält er ein Stromkabel. »Warum ist die Sicherung nicht rausgeflogen?«, schießt es euch durch den Kopf.

Was macht ihr? Klar, ihr wollt Onkel Eberhard helfen. Aber im Moment könnt ihr gerade nicht zu ihm hin, ohne euch selbst zu gefährden. Der Strom muss erst abgeschaltet werden, doch wo ist nur der Sicherungskasten?! »Ruft ihr schon mal die 112 an und sagt, dass wir einen Stromunfall haben«, bittet ihr eure Kinder und schickt sie aus dem Schuppen weg. Die sind glücklicherweise so groß, dass sie den Job übernehmen können, und wählen direkt den Notruf. Währenddessen schaut ihr euch um und entdeckt in der Ecke eine Schaufel mit einem Holzstiel. Ihr nehmt die Schaufel, dreht sie um und schlagt das Kabel mit dem hölzernen Stiel aus der Hand von Onkel Eberhard. Doch Achtung, das ist wirklich wichtig – verwendet dafür keinen Gegenstand aus einem leitenden Material wie zum Beispiel Metall! Sonst bekommt ihr selbst einen Stromschlag. Dreht die Schaufel um und schlagt das Kabel mit dem hölzernen Teil weg. Und schon hört Onkel Eberhard auf zu zucken. Jetzt sprecht ihr ihn an.

Keine Reaktion. Weil das Kabel weit genug weg liegt, geht ihr zu ihm, überstreckt seinen Kopf und macht eine Atemkontrolle: keine Atmung. »Der Rettungsdienst kommt!«, rufen die Kinder. »Super, ihr könnt schon mal vor zum Bürgersteig laufen und denen die Einfahrt hinters Haus zeigen. Dann können die Autos gleich bis zum Schuppen fahren.«, »Machen wir!«, schreien die Kinder und rennen zur Straße. Jetzt aber los mit der Herzdruckmassage. Der Untergrund ist fest, ihr schiebt Onkel Eberhards T-Shirt hoch, legt die Hände auf die Mitte des Brustkorbs und fangt an zu drücken: fünf bis sechs Zentimeter tief und 100-mal pro Minute, dabei summt ihr im Kopf die Melodie von *Atemlos*, um im Takt zu bleiben. Es dauert nur zwei Minuten, dann trifft der Rettungswagen ein. »Sie waren aber schnell«, sagt ihr etwas außer Atem, während ihr immer noch den Song im Kopf habt, und fügt hinzu: »Passen Sie auf mit dem Stromkabel dahinten, das hatte er eben noch in der Hand!«, »Okay, danke! Und ja, wir standen zufällig in der Nähe!«, erklärt der eine Kollege vom Rettungsdienst und übernimmt die Herzdruckmassage, während seine Kollegin die Elektroden vom Defibrillator auf den Oberkörper klebt. Es ist alles gut gelaufen, zwei Wochen später ist Onkel Eberhard wieder fit.

Neue Aufgaben im Büro

Bald ist Wochenende, endlich. Ihr müsst nur noch ein paar Mails beantworten, dann kann der Feierabend beginnen. Und ihr seid nicht die Einzigen, die sich sehr freuen, dass diese Arbeitswoche gleich beendet ist. Der Kollege, der euch im Büro gegenübersitzt, erzählt schon seit heute Morgen, was er in den nächsten Tagen Schönes machen wird. Allerdings fällt euch auf, dass er heute ein bisschen blasser aussieht als sonst. Am Nachmittag verzieht er plötzlich sein Gesicht und fasst sich mit einer Hand an die Brust. »Was ist das denn jetzt?«, sagt er mehr zu sich selbst als zu euch. »Was ist mit dir?«, ruft ihr über den Tisch. In diesem Augenblick kippt der Kollege mit seinem Oberkörper nach vorne, klatscht auf den Schreibtisch und bewegt sich nicht mehr.

Was macht ihr? Ein kurzer Rundumblick: Alles ist sicher. Schnell lauft ihr um den Tisch herum zu dem Kollegen, sprecht ihn an und rüttelt an seinen Schultern. Keine Reaktion. Ihr ruft eine Kollegin aus dem Nachbarzimmer dazu. »Lass ihn uns vom Stuhl holen und auf den Boden legen«, erklärt ihr. Dann greift ihr mit den Armen von hinten unter seinen Armen durch, fasst einen seiner Unterarme und rollt den Bürostuhl ein bisschen zurück. Die Kollegin schnappt sich die Beine und bei drei zieht ihr ihn gemeinsam von seinem Stuhl und legt ihn flach auf den Boden. Ihr sprecht ihn noch mal an, weiterhin keine Reaktion. Nächster Schritt: wie immer eine gute Atemkontrolle. Aber ihr fühlt, hört und seht nicht, dass der Kollege atmet. »Ich rufe schnell die 112 an«, sagt die Kollegin und wählt. Ihr reißt das Hemd des Kollegen auf, ein paar Knöpfe fliegen umher und schon fangt ihr mit der Herzdruckmassage an. »Der Rettungswagen kommt und ich habe auch schon am Empfang Bescheid gegeben, dass die das Rettungsteam gleich hierher schicken«, berichtet die Kollegin. Das hat sie super gemacht. Und weil die Herzdruckmassage richtig anstrengend ist, wechselt ihr euch ab jetzt alle zwei Minuten ab. Dann treffen Notarzt und Rettungswagen-Mannschaft ein und übernehmen die weitere Versorgung.

Chaos am Karpfenteich

Vor ein paar Tagen ist aus dem goldenen Herbst plötzlich Winter geworden. Die Sonne scheint, aber es ist eisig kalt draußen. Ihr macht mit Freunden einen schönen Spaziergang durch die Winterlandschaft und hattet auf ein wenig Ruhe gehofft. Als ihr am großen Angelteich vorbeikommt, seht ihr allerdings eine Person am Ufer liegen, die mit den Beinen offensichtlich ins Eis eingebrochen ist, aber mit dem Oberkörper Gesicht nach unten am Ufer des Teiches liegt. Das war's mit dem ruhigen Spaziergang, jetzt ist Eile geboten – so viel ist klar.

Was macht ihr? Ohne euch in Gefahr zu bringen, kommt ihr problemlos bis zum Ufer des Teiches. Ihr sprecht den älteren Herren an und rüttelt an seinen Schultern: keine Reaktion. Natürlich wisst ihr, dass ihr als Nächstes die Atmung kontrollieren müsst. So, wie er da liegt, geht das aber nicht. »Lasst ihn uns aus dem Wasser und vom Ufer wegschaffen«, sagt ihr zu euren Freunden. Mit vereinten Kräften, einer an jedem Arm, einer am Gürtel, zieht ihr den Mann aus dem Wasser, das Ufer hoch bis auf den Weg und dreht ihn auf den Rücken. Während ihr die Atmung kontrolliert, wählt ein Freund bereits die 112. Obwohl ihr nicht genau wisst, auf welcher Höhe des Spazierweges ihr gerade seid, kann die Leitstelle über das Handy eure genaue Position orten. Hilfe ist also auf dem Weg. Weil der Herr nicht atmet oder ihr euch nicht sicher seid, fangt ihr umgehend mit der Herzdruckmassage an. Um den richtigen Druckpunkt zu finden, entblößt ihr auch bei diesen Temperaturen seinen Oberkörper. Außerdem kann der Rettungsdienst dann gleich ganz einfach die Klebeelektroden für die Rhythmusanalyse anbringen. Ja, es ist kalt, aber durch das Drücken wird euch richtig warm und Menschen können unter Umständen in einem so unterkühlten Zustand längere Zeit einen Kreislaufstillstand unbeschadet überstehen. Für die betroffene Person kann die Kälte also sogar von Vorteil sein. Und ihr dürft eure Handschuhe beim Drücken einfach anlassen und müsst nicht frieren. Nachdem ihr euch ein paar Mal abgewechselt habt bei der Herzdruckmassage, trifft der Rettungsdienst ein.

Wichtig ist in all diesen Situationen wieder, so wie bei Günther, dass ihr anstatt einer Puls- eine gute Atemkontrolle macht. Seid ihr unsicher, ob die Person atmet, beginnt ihr immer mit der Herzdruckmassage. Ihr macht nur dann eine Mund-zu-Mund-Beatmung, wenn ihr in dieser Technik wirklich geübt seid. Sollten durch eure Druckmassage Rippen brechen, dann ist das kein Drama, die verheilen schon wieder.

6

Alles zu Notruf und Rettungs-dienst

MUSS ES IMMER DER NOTRUF SEIN?

Als ihr für Günther in der Notfallsituation I den Rettungsdienst gerufen habt, haben wir ja schon darüber gesprochen, dass ihr keine Angst vor diesem Telefonat haben müsst, nur weil euch nicht alle fünf W-Fragen einfallen oder ihr keine Differenzialdiagnose stellen könnt. Denn, wie gesagt: Die Profis von der Leitstelle fragen euch genau das, was sie wissen müssen. Ihr antwortet und alles ist gut. Bleibt nur noch die Frage, warum besonders in den sozialen Medien immer mehr Videos die Runde machen, in denen euch als Laien erklärt wird, was ihr alles auf dem Schirm haben müsst, wenn ihr den Rettungsdienst ruft, und vor allem, wann ihr ihn nicht rufen solltet. Oder, um es anders zu sagen: Im Internet erklären Rettungskräfte, Ärzte und Pflegekräfte aus den Notaufnahmen, wann ihr bitte nicht in die Notaufnahme kommen oder die 112 wählen solltet. Meine Lieblingsdiagnose, mit der man tatsächlich nicht den Notruf belästigen sollte, ist der viel zitierte Schnupfen, gilt hier auch für Frauen. Da wären wahrscheinlich viele von euch ohne die ganzen Videos und meinen Hinweis gar nicht draufgekommen.

Alles andere finde ich, ehrlich gesagt, sehr gewagt. Denn im Ernst, wenn ihr das Gefühl habt, ihr selbst oder ein anderer Mensch hat ein Problem, das nicht ohne medizinische Hilfe gelöst werden kann, dann ruft ihr die 112 oder fahrt in die Notaufnahme, Punkt. Es ist nämlich die Aufgabe der Profis zu filtern, wer ein Fall für die Notaufnahme ist und wer vielleicht auch am nächsten Tag zum Hausarzt gehen kann. Genau aus diesem Grund stellen euch die Menschen von der Leitstelle oder in der Notaufnahme ja die ganzen Fragen, um einschätzen zu können, ob es sich überhaupt um einen Notfall handelt, und wenn ja, um welchen. Das ist wirklich nicht euer Job.

Natürlich werden Rettungskräfte auch zu Einsätzen gerufen, die sich im Nachhinein als nicht notwendig erweisen. Eine besonders schöne Geschichte hierzu war folgende: Wir kamen zum Einsatz, betraten die Wohnung und fanden drei ältere Damen auf dem Sofa vor. Sie hatten den Rettungsdienst herbeizitiert, weil sie sich sicher waren, dass sie einen Schlaganfall hätten. Auf meine Frage: »Wie bitte, Sie alle drei haben einen Schlaganfall?«, antworteten sie: »Ja, wir alle. Wir haben eben eine Sendung gesehen, da hieß es, ein wichtiges Symptom eines Schlaganfalls sei Schwindel, und uns allen ist ziemlich schwindelig!« Okay, Schwindel kann ein Symptom bei Schlaganfall sein, aber in der Regel ist es nicht das einzige Anzeichen und die Wahrscheinlichkeit, dass drei Personen in derselben Sekunde im selben Raum einen Schlaganfall erleiden, ist doch tatsächlich schwindend gering. Aber so wussten wir immerhin, woher die Idee mit dem Schlaganfall kam. Ihr kennt das garantiert, wenn ihr mal im Internet ein paar harmlose Symptome wie zum Beispiel »Nackenschmerzen« recherchiert habt. Zuerst lest ihr alles über verspannte Muskulatur durch, dann klickt ihr auf den nächsten Link und auf den nächsten und, schwupps, lest ihr medizinische Fachberichte über Hirntumore oder Knochenkrebs. So erging es auch den drei Damen, nur dass bei ihnen schon eine Fernsehsendung ausgereicht hat.

Was haben wir also gemacht, als wir die drei ganz vergnügt auf dem Sofa fanden? Wir haben Blutdruck gemessen und in aller Ruhe erklärt, dass sie keinen Schlaganfall hatten, sondern einfach zu sehr in die Thematik der Sendung eingetaucht waren. Ihr seht, es muss keine böse Absicht sein, wenn man den Rettungsdienst ruft, obwohl eigentlich gar kein medizinisches Problem vorliegt. Manchmal, und das ist wesentlich schlimmer, ist aber auch das Gegenteil der Fall und wir als Rettungsteam fragen uns beim Eintreffen, warum wir nicht schon vor Stunden gerufen wurden.

Deshalb sollten wir uns einmal die verschiedenen Kategorien von Notfalleinsätzen ansehen, die man aus der Sicht der Rettungskräfte grob in fünf Gruppen einteilen kann.

Der Patient oder die Patientin hat eigentlich kein Problem

In der Regel haben diese Notfalleinsätze eines gemeinsam: Sie passieren immer mindestens im fünften Stock, Altbau, kein Aufzug. Das sind dann die Einsätze, bei denen erst einmal nicht klar ist, wer eigentlich Atemnot hat, wenn man mit dem ganzen Geraffel oben ankommt – der Patient oder die Rettungskräfte? In diesen Fällen setzen sich die Kollegen gern mal als Erstes selbst die Sauerstoffmaske auf, um die Schnappatmung zu beruhigen, während der Patient ihnen mitfühlend auf die Schultern klopft und dann auch noch total interessiert fragt: »Sagt mal, was habt ihr da eigentlich alles für Geräte dabei?« Spätestens in diesem Moment ist klar: Das Hauptproblem hier ist, der Patient hat gar kein Problem. So, wie es auch bei den drei Damen mit dem eingebildeten Schlaganfall war – als wir bei Dame Nummer eins Blutdruck gemessen haben, kam Dame Nummer zwei schon mit dem Rest vom Bienenstich um die Ecke, während Dame Nummer drei begann, einen neuen Kaffee aufzusetzen.

Die oder der besorgte Angehörige

In diesem Fall betreten die Rettungskräfte die Wohnung, in der eine besonders aufgeregte Tochter oder ein Sohn sofort anfängt, hektisch zu berichten, was der Stand der Dinge ist: »Meine Mutter hat heute Morgen um 9:81 Uhr so ganz geradeaus geschaut. Das macht sie sonst nie, und wenn überhaupt erst später am Tag. Es wäre also toll, wenn Sie sie einmal gründlich durchchecken könnten. Das dauert ja sicherlich einen Moment, oder? Daher dachte ich, wenn Sie jetzt eh schon mal hier sind, könnten Sie auch für ein paar Stunden auf sie aufpassen und sie beobachten. Ich hätte da nämlich einen Termin, zu dem ich jetzt müsste.« Ihr lacht jetzt vielleicht, aber das ist tatsächlich so passiert. Und wenn ich ehrlich bin, selbst mir ist darauf keine Antwort eingefallen.

Der Untertreiber

Er oder sie ist das Gegenstück zum besorgten Angehörigen. Der Untertreiber hat bereits seit drei Stunden Blut gespuckt und das Wohnzimmer sieht eher aus wie ein Schlachthof als wie die persönliche Wohlfühloase. Der Patient sitzt blass auf dem Sofa, zwischen seinen Beinen ein Eimer, den er weiterhin fröhlich mit Blut befüllt. Daneben der Nachbar, der den Notruf abgesetzt hat und inzwischen seinen eigenen Eimer braucht. Auf die Frage »Warum haben Sie denn jetzt erst angerufen?«, antwortet der Patient: »Ich dachte, ich hätte mich nur ein bisschen mit der Zahnbürste hinten im Rachen verletzt.« Okay, wahrscheinlich nicht! Und gut, dass der Nachbar, von den röhrenden Geräuschen alarmiert, mal nach dem Rechten geschaut hat.

Die schlaue Nachteule

Der Lieblingsnotruf aller Rettungsdienstmitarbeiter ist ganz klar die schlaue Nachteule. In einem Fall zum Beispiel kamen wir mitten in der Nacht an den Einsatzort und die erste Frage, die ich stellen musste, war: »Jetzt mal ganz im Ernst: Seit wann ist das Bein schon so schwarz? Ach, seit 23 Wochen? Und da rufen Sie jetzt an, mitten in der Nacht um 2:30 Uhr?« »Ja!«, antwortete der Patient und erklärte im Anschluss: »Ich verstehe die Kritik, aber wenn ich mit euch um diese Uhrzeit in die Notaufnahme fahre, komme ich einfach schneller dran, als wenn ich tagsüber selbstständig ins Krankenhaus gehe.« Und er hatte Recht. Wobei es zu dieser Anekdote tatsächlich noch einen kleinen Nachtrag gibt. Wir haben die Nachteule mit dem schwarzen Bein natürlich mit ins Krankenhaus genommen. Allerdings kamen zeitgleich mehrere schwerverletzte Patienten in der Notaufnahme an und das schwarze Bein musste einen Augenblick warten. Als er dann aufgerufen wurde, tat sich nichts. »Das schwarze Bein bitte in Behandlungsraum vier! Das schwarze Bein, bitte!« Nichts rührte sich, der Behandlungsraum vier wartete vergeblich. Denn die Nachteule mit dem schwarzen Bein war weg. Nett, wie er war, hatte er allerdings eine Nachricht hinterlassen und mit einem Kugelschreiber Folgendes auf ein Papiertuch aus dem Waschraum geschrieben: »Eineinhalb Stunden warten in einer Notaufnahme ist eine Zumutung. Gehe Montag zum Hausarzt.« Tja, schön, dass er wenigstens Bescheid gesagt hat, aber genau das hätte er vor Wochen bereits machen sollen und können.

Einsatzmeldungen, die erst einmal vollkommen verwirren

Und damit kommen wir zu Platz Nummer fünf der Notfalleinsätze: Die Einsatzmeldungen, die mich als Notarzt verwirren. Wenn zum Beispiel der Pieper geht und im Display steht: »Patient mit Unterzucker in der Bäckerei«. Was ist da denn passiert? Wie kann man in einer Bäckerei unterzuckern? Ganz einfach, auch für den Diabetiker, der sich gerade etwas zu viel Insulin gespritzt hat und dringend Zucker brauchen würde, gilt: kein Geld, keine Torte. Da sind die knallhart – auch in der Bäckerei eures Vertrauens! Oder aber die Piepermeldung »bewusstlose Personen im Krematorium«, bei der man auf dem Weg zum Einsatzort nur denkt: »Na hoffentlich war der Ofen noch nicht an!«

NOTFALLPATIENTEN BRAUCHEN HILFE

Weil es aufgrund der seltsamen, der unnötigen oder unangebrachten Notrufe oft eine riesige Diskussion darüber gibt, wer zu früh oder zu spät die 112 anruft, reden wir jetzt noch einmal Tacheles.

» Den meisten Patienten in Notfallsituationen geht es wirklich schlecht.

Ich bin zum Beispiel einmal zu einem Notfall gerufen worden, weil eine junge Frau versucht hatte, sich mit Schlaftabletten das Leben zu nehmen. Als wir eintrafen, war sie bei Bewusstsein und konnte sprechen – also trotz der prekären Situation zum Glück nur eine Notfallsituation I. Auf die Frage, ob sie außer den Schlaftabletten noch andere Medikamente zu sich genommen hätte, erklärte sie, dass sie eine Magenschutztablette eingeworfen habe. »Warum das denn?«, fragte ich erstaunt und sie meinte: »Na ja, wenn man so viele Schlaftabletten nimmt, kann das ja die Magenschleimhaut schädigen ...« Diese Situation war wirklich krass, denn sie zeigt, wie irrational die Gedanken der jungen Frau in ihrer verzweifelten Situation waren. Und wie wichtig es war, dass jemand in diesem Moment für sie da war und sie Hilfe bekam. Das sind Einsätze, über die selbst ich als Notarzt noch ein paar Tage nachdenken muss.

Aber nicht nur psychisch, auch körperlich ist der Job oft eine ordentliche Herausforderung. Wenn wir zum Beispiel im berühmten fünften Stock angekommen sind und einen Patienten mit 186 Kilogramm Körpergewicht und Herzinfarkt, also eigentlich 190 Kilogramm, weil es ein schwerer Herzinfarkt ist, vorfinden. Da stellt sich die Frage, wie man den Menschen möglichst schonend runter in den Rettungswagen bekommt. Laufen ist natürlich keine Option bei dieser Diagnose, also muss es mit der Trage funktionieren. Das war in diesem Fall aber gar nicht so leicht – im wahrsten Sinne des Wortes. Das Treppenhaus war so eng, dass wir die Trage an sich schon kaum manövrieren konnten. Und mit dem Patienten nach unten wurde es dann noch kniffliger, aber nichts zu unternehmen ist natürlich keine Option.

Was ich damit sagen will: Patienten in Notfallsituationen geht es in der Regel wirklich schlecht. Und deshalb muss ihnen immer und auf jeden Fall geholfen werden – im Idealfall zunächst von Ersthelfern und dann von Profis, sobald sie eingetroffen sind.

Wie mitgenommen die meisten Patienten sind, zeigt sich auch daran, dass sie häufig gar nicht mitbekommen, was wir im Einsatz manchmal für einen Mist erzählen. Wir haben nämlich ein paar Lieblingssätze, die wir gern loswerden, etwa: »Achtung, jetzt bitte nicht erschrecken, es wird mal stramm am Arm.« Dann messen wir den Blutdruck. Das ist in manchen Situationen wirklich etwas komisch – wenn da zum Beispiel ein Patient mit offenem Unterschenkelbruch liegt und wir vor der Blutdruckmessung warnen, obwohl das garantiert gerade nicht seine Haupt-Unannehmlichkeit ist. Er hat sicher ganz andere Schmerzen. Oder: »Achtung, jetzt wird's mal hell im Hals!« Dann inspizieren wir das Zungenpiercing. Oder: »Achtung, nun wird's ganz schön laut am Ohr!«, und der Defibrillator lädt. Selbst wenn der Patient im Kreislaufstillstand liegt, warnen wir, bevor wir mit dem Defibrillator den Schock auslösen: »Achtung, gleich wird's schön warm ums Herz.« Schließlich wissen wir ja nie, was die Patienten noch alles mitbekommen.

Ist der Patient dann versorgt, liegt im Rettungswagen und die Notaufnahme ist in Sicht, dann sagen wir auch gern: »Frau Müller, jetzt haben Sie es gleich geschafft.« Wobei alle wissen, Frau Müller ebenfalls, dass für sie der Mist erst richtig losgeht. Was wir als Rettungskräfte damit wirklich meinen, ist: WIR haben es fast geschafft. Die Patientin ist übergeben, die Trage ist desinfiziert und gleich geht's zu »Bock auf Wok« und wir bestellen die 54 mit überbackenem Hühnchen.

Weil es so wichtig ist, noch mal zurück zum Ausgangspunkt. Zusammenfassend lässt sich nämlich ganz klar sagen: Wenn ihr als Ersthelfer zu einem Notfall kommt, dann werdet ihr ihn bestimmt als einen solchen erkennen. Und in dem Moment ruft ihr unbedingt die 112 an. Genauso wie bei Günther und seiner Shampooflasche.

Nur für den Fall, dass ihr immer noch unsicher seid und euch fragt, wann ihr die 112 wählen sollt, kommen jetzt noch ein paar Beispiele weiterer Notfallsituationen.

Sind Kopfschmerzen ein Grund für den Notruf?

»Nein« ist wahrscheinlich die Antwort, die euch jetzt durch den Kopf schießt. Und richtig, eigentlich sind Kopfschmerzen kein Grund, die 112 zu wählen. Es sei denn, es handelt sich um einen extrem starken Kopfschmerz, der schlagartig auftritt und innerhalb von Sekunden ein Maximum erreicht, oder wenn die Kopfschmerzen von Nackensteifigkeit oder hohem Fieber begleitet werden. Auch wenn damit epileptische Anfälle oder akute neurologische Ausfallsymptome wie Lähmungen einhergehen, ist Vorsicht angesagt und ihr solltet umgehend den Rettungsdienst rufen.

Was tun bei einem Knochenbruch?

In der Regel erkennt man selbst als Laie ziemlich zügig, ob ein Knochen gebrochen ist, vor allem wenn es sich um die großen Körperknochen wie die der Arme oder Beine handelt. Steht der Arm oder das Bein in einem sehr unnatürlichen Winkel ab, kann nicht bewegt werden oder ragt sogar ein Knochen aus der Haut, dann ist die Wahrscheinlichkeit hoch, dass das Röntgengerät nur noch zum Einsatz kommen muss, um den Schweregrad des Bruches zu bestimmen. Wichtig für euch als Ersthelfer ist in einem solchen Fall Folgendes: Bitte unternehmt keine eigenständigen Richt- oder Einrenkungsversuche! Lasst die Person in der Position, in der sie am wenigsten Schmerzen hat. Solltet ihr tatsächlich auf einen offenen Bruch treffen, dann könnt ihr, wenn ein Erste-Hilfe-Kasten in der Nähe ist, die Wundstelle mit einer Wundauflage vorsichtig bedecken, ein T-Shirt oder Tuch funktioniert aber ebenso gut. Ansonsten gilt bei Brüchen wie sonst: Notruf wählen, ruhig bleiben, den Betroffenen beruhigen und auf die Bedürfnisse der Person eingehen.

Bauchschmerzen – ein Fall für den Rettungsdienst?

Ähnlich wie bei Kopfschmerzen sind Bauchschmerzen in der Regel kein Grund, um die 112 zu wählen. Es sei denn, sie sind außergewöhnlich stark, treten plötzlich auf und die Bauchdecke fühlt sich bretthart an. Spüren die betroffenen Menschen bei leichtem Druck auf den Bauch noch stärkere Schmerzen, dann ab zum Telefon und den Notruf absetzen. Das Gute an Bauchschmerzen ist – wie bei Kopfschmerzen –, dass wir alle uns mit ihnen auskennen, weil wir sie im Laufe unseres Lebens bereits in den unterschiedlichsten Varianten erlebt haben. Und das bedeutet: Wenn euch die betroffene Person klar sagt, dass die Bauchschmerzen nicht »normal« sind, dann wird das auch so sein und ihr setzt den Notruf ab.

Woran erkennt ihr einen Herzinfarkt oder einen Schlaganfall?

Grundsätzlich könnt ihr euch zu diesem Thema merken: Wenn eine Person über außergewöhnlich starke Schmerzen im Bauch-, Brust- oder Kopfbereich klagt, Sprachstörungen, Störungen der Wahrnehmung oder Atemnot hat oder Lähmungserscheinungen zu erkennen sind, wird der Notruf gewählt. Auf die Frage der Leitstelle »Was ist passiert?« könnt ihr dann antworten, dass Opa ganz komisch ist und nur noch sehr undeutlich sprechen kann oder Oma sich den Bauch hält und kaum Luft bekommt. Ihr müsst keine Vermutungen äußern, welche Erkrankung vielleicht vorliegt. Dafür kommen ja die Profis, und egal, ob ihr euch bereits eine mögliche Diagnose überlegt habt oder nicht, sie werden sich vor Ort selbst einen Überblick verschaffen und den Patienten untersuchen und entsprechend versorgen.

Fassen wir also noch einmal zusammen: Wenn ihr in eine Situation kommt, in der eine Person offensichtlich Hilfe benötigt, werdet ihr ziemlich schnell erkennen, ob diese Person ein medizinisches Problem hat oder nicht. Dass die drei älteren Damen sehr wahrscheinlich nicht alle gleichzeitig einen Schlaganfall hatten, hättet ihr ebenso schnell begriffen wie wir als Rettungsteam. Viel wichtiger ist allerdings festzustellen, wo und wann ihr wirklich gebraucht werdet. Selbst wenn Günther abgewunken und die Situation heruntergespielt hätte, hättet ihr eindeutig sehen können, dass er Hilfe benötigt. Also, traut euch, wählt die 112 und beantwortet einfach die Fragen der Leitstelle.

» Übrigens: Auch in New York könnt ihr einfach mit dem Handy die 112 anrufen – euer Anruf wird direkt auf die amerikanische Notrufnummer 911 umgeleitet.

Die Profis am anderen Ende der Leitung werden sich anhand eurer Antworten ziemlich schnell einen Reim darauf machen können, was los sein könnte, euch unterstützen und einen Rettungswagen schicken.

WICHTIGES ZUM NOTRUF

- Den Rettungsdienst ruft ihr über die Telefonnummer 112.
- Die 112 gilt in allen EU-Mitgliedsländern und ist gebührenfrei.
- Neben den 27 EU-Mitgliedstaaten ist der Euronotruf in 16 weiteren europäischen Ländern verfügbar, beispielweise in Großbritannien, Liechtenstein und der Schweiz. Doch auch auf anderen Kontinenten kann man unter der 112 Hilfe rufen, etwa in den USA, Costa Rica oder Südafrika.
- Anrufe bei der 112 haben Vorrang im Netz.
- Könnt ihr nicht genau sagen, wo ihr seid, könnt ihr häufig von der Leitstelle geortet werden.
- Wenn ihr den Notruf für jemanden in einer anderen Stadt ruft, dann leitet die Leitstelle dies an die zuständige Leitstelle vor Ort weiter.

WAS PASSIERT, WENN DER RETTUNGSDIENST ÜBERNIMMT?

Wie kommt man eigentlich auf die Idee, eine Laufbahn im Rettungsdienst einzuschlagen? Gern würde ich euch jetzt etwas von Berufung, Erfüllung oder Ähnlichem erzählen, aber mal ehrlich, die Realität, wieso man in einem Beruf landet, ist meistens unromantischer als im Kino. Ich wusste ziemlich früh, dass ich Arzt werden will, also sah ich zu, dass ich Medizin studieren konnte. So, und als ich dann irgendwann Arzt war, kam ich über mehrere Stationen zum Rettungsdienst. Dabei kann ich sagen, dass mir eigentlich alle meine Zwischenstationen ebenfalls Freude bereitet haben beziehungsweise jede ihren eigenen Reiz und genauso ihre Nachteile hatte. Die Arbeit als Notarzt hat mich dann aber doch irgendwie mehr gepackt. Und auch wenn das alles bis hierher sehr nüchtern klang, macht es mir natürlich Spaß, im Rettungsdienst zu arbeiten.

Doch es ist eben auch wirklich anstrengend. Wenn der Pieper Mitten in der Nacht um 1:47 Uhr geht, dann weiß man zwar, dass man gerade im Dienst ist, allerdings ist man jedes Mal froh, wenn man seine Klamotten in der richtigen Reihenfolge anzieht. Dann fährt man los, versorgt den Patienten oder die Patientin und zweieinhalb Stunden später ist man wieder zurück, in der Hoffnung, noch eine weitere Mini-Mütze Schlaf abzubekommen. Der Mensch ist eben einfach so gemacht, dass er nachts im Idealfall mehrere Stunden am Stück schläft. Und wenn ich ehrlich bin, je älter ich werde, desto anstrengender ist das Ganze. Trotzdem möchte ich aktuell nicht tauschen.

Generell fahre ich lieber Rettungsdienste auf dem Land als in der Stadt. Zugegeben, wenn wir mal von den diversen Altbauten ohne Aufzug absehen, ist die Arbeit in der Stadt wesentlich komfortabler. Selbst, wenn es nicht in jedem Krankenhaus gerade ein freies Bett gibt, stehen für eine akute Erstversorgung oft mehrere Kliniken in nächster Nähe zur Verfügung, wo die Patienten hingebracht werden können. Auf dem Land, wo schon die Anfahrt gut mal über eine halbe Stunde dauern kann und die Fahrt zur nächsten Klinik nach einer Versorgung des Patienten nicht 5, sondern 45 Minuten in Anspruch nimmt, sind der Transport und das, was wir dafür vorbereiten müssen, viel anspruchsvoller. Und genau diese Aufgabe mag ich. Aus Patientensicht sind kürzere Wege zur Akutklinik natürlich viel besser und auch für uns ist die Herausforderung deutlich größer, wenn wir länger brauchen. Geht allerdings nachts der Pieper, bin ich manchmal sehr froh, wenn wir etwas länger bis zum Einsatzort fahren müssen, dann bin ich nämlich deutlich wacher.

Wichtig zu erwähnen ist noch, dass die sogenannten Hilfsfristen, die gesetzlich vorgeschrieben sind und festlegen, wie viel Zeit der Rettungsdienst ab dem Notruf bei der Leitstelle hat, bis er am Einsatzort eintreffen muss, auf dem Land in manchen Fällen gar nicht eingehalten werden können. Um in wenigen Minuten vor Ort zu sein, sind die Distanzen einfach zu groß.

Grundsätzlich gilt: Werden wir zu einem verletzten Patienten gerufen, ist es völlig egal, ob es sich dabei um einen Radfahrer oder Inlineskater handelt, ob das jemand ist, der im Baum gesessen und aus Versehen seinen eigenen Ast abgesägt hat, oder ob der Patient einen schweren Verkehrsunfall hatte. Wir kommen, so schnell es die Wegstrecken hergeben.

Schonende Rettung oder Crash-Rettung?

Neben einem möglichst schnellen Eintreffen ist unser zweites oberstes Ziel, den Patienten so gut und so schonend wie möglich zu versorgen. Was wir aber immer am Anfang machen, egal, wie schnell es gehen muss, ist, uns einen Überblick zu verschaffen. Das ist also nicht nur für euch Ersthelfer, sondern für uns als Rettungskräfte ebenfalls superwichtig, denn nur so können wir abschätzen, ob es sich nur um einen Patienten oder doch um mehrere handelt. Eventuell brauchen wir dann nämlich weitere Rettungswagen, vielleicht sogar einen Rettungshubschrauber oder noch einen Notarzt. Während unseres Rundumblicks checken wir zudem, ob es eventuelle Gefahrenquellen gibt, für die zusätzlich die Feuerwehr gerufen werden müsste, zum Beispiel auslaufender Kraftstoff nach einem Verkehrsunfall.

Ist ein Patient zum Beispiel in seinem Pkw eingeklemmt und muss durch die Feuerwehr befreit werden, dann machen wir im Verlauf der Versorgung immer wieder eine Einschätzung, wie gefährdet der Patient tatsächlich ist. Haben wir beziehungsweise hat der Patient die Zeit zu warten, bis die Feuerwehr das Dach entfernt oder die Türen des Fahrzeugs aufgespreizt hat, damit wir ihn schonend aus dem Auto retten können, gut. Dann warten wir. Und währenddessen versuchen wir natürlich trotzdem, ihn an unseren Monitor anzuschließen, mit einer Decke oder Heizstrahlern gegen das Auskühlen zu schützen und ihm einen Zugang zu legen, über den wir schon mal Medikamente zum Beispiel gegen Schmerzen geben können. Muss der Patient aber jetzt, und zwar wirklich jetzt, da raus, damit wir zum Beispiel reanimieren können, dann handeln wir und führen eine sogenannte Crash-Rettung durch. Das bedeutet im Klartext, wir sehen zu, dass wir, wenn der Patient eine technische Rettung vielleicht nicht überleben würde, ihn so schnell wie möglich dort rausziehen, auch wenn es dadurch zu Kollateralschäden kommen kann. Ist die vitale Gefährdung des Patienten also so groß beziehungsweise sind seine Verletzungen oder seine Erkrankung so schwer, dass wir keine Zeit für eine schonende Versorgung haben, machen wir die Crash-Rettung. In der Regel besprechen wir dann mit der Feuerwehr, dass sie einen schnellen Zugangsweg schaffen und wir den Patienten möglichst zügig bergen, um ihn im Rettungswagen und danach im Krankenhaus zu versorgen. Und das tun wir, selbst wenn wir beim Rausziehen vielleicht den Arm oder das eine oder andere Bein nicht so gut stabilisieren können.

» *Obwohl es die oberste Prämisse des Rettungsdienstes ist, den Patienten so schonend wie möglich zu versorgen, muss das manchmal aufgrund der Sachlage hintangestellt werden.*

Es kann aber auch sein, dass wir erst mit schonender Rettung starten, weil der Patient wach ist, mit uns spricht und seine Vitalparameter, also die Herzfrequenz, der Blutdruck, die Sauerstoffsättigung, gut beziehungsweise unauffällig sind. Doch plötzlich trübt der Patient ein, redet nicht mehr mit uns und wird bewusstlos. In diesen Fällen ändern wir die Strategie von der schonenden Rettung zur Crash-Rettung.

So viel zu den beiden Rettungsmöglichkeiten. Kommen wir jetzt zurück zur Ausgangsfrage – was passiert, wenn der Rettungsdienst übernimmt?

Der Rettungsdienst im Einsatz

Grundsätzlich läuft es bei einem Notfall folgendermaßen ab: Wenn Menschen die 112 anrufen, entscheidet der Leitstellendisponent, ob ein Rettungsteam ausrücken sollte oder ob die Sache vielleicht doch eher ein Fall für den Hausarzt oder den Hausärztlichen Notdienst ist.

Der Leitstellendisponent muss einschätzen, ob ein RTW, also ein Rettungswagen, oder ein RTW und ein Notarzteinsatzfahrzeug geschickt werden müssen.

Der Rettungswagen ist heute in der Regel mit zwei Notfallsanitätern besetzt, während das Notarzteinsatzfahrzeug, das auch kurz NEF genannt wird, mit einem Notfallsanitäter und dem Notarzt bestückt ist. Während die Notfallsanitäter zwischen den Einsätzen auf der Rettungswache bleiben, sind die Notärzte je nach Standort auch auf der Rettungswache oder im nahegelegenen Krankenhaus. Müssen sie zu einem Einsatzort, werden sie mit dem NEF abgeholt.

Wenn wir als Rettungsdienst am Einsatzort ankommen, übernehmen wir den Patienten von den Ersthelfern, also von euch. Habt ihr zum Beispiel schon seit sechs Minuten die Herzdruckmassage gemacht, dann sind wir jetzt dran und ihr dürft euch ausruhen. Sobald die großen Defibrillator-Elektroden auf dem Brustkorb des Patienten kleben, machen wir eine Rhythmusanalyse. Und wenn nötig, defibrillieren wir den Patienten und machen dann sofort weiter mit dem Drücken. Als Nächstes kümmern wir uns um den Atemweg. Das heißt, wir stecken einen Schlauch in die Luftröhre, über den wir den Patienten mithilfe eines Beutels beatmen können. Am Ende des Beatmungsschlauches sitzt ein kleiner Ballon, den wir aufpusten und der unter anderem verhindert, dass Mageninhalt in die Luftröhre laufen kann.

Währenddessen sucht ein Kollege beim Patienten bereits nach einer passenden Vene für einen Medikamentenzugang. An diesen Zugang hängen wir eine Infusion, mit der wir die Medikamente von der Punktionsstelle, zum Beispiel am Unterarm, in den Körperkreislauf spülen können. Das Problem ist, dass es bei manchen Patienten schon schwierig ist, einen Zugang zu legen, wenn sie einen Kreislauf haben. Steht das Herz dann noch still, sind die Venen kaum mehr zu finden. Für diese Situation haben wir eine – Achtung, jetzt wird es ein wenig fies – kleine Bohrmaschine, mit der wir eine Nadel in den Knochen, zum Beispiel vom Schienbein oder Oberarm, bohren können. Und ja, das klingt nicht nur martialisch, das ist es auch ein bisschen. Es ist aber der beste Weg, um den Patienten medikamentös zu behandeln, wenn wir keine Vene finden können. Denn die großen Röhrenknochen im Körper sind von innen hohl. Stoßen wir also die Nadel durch die feste, äußere Hülle des Knochens, liegt die Spitze der Nadel im Markraum. Und in diesen Raum können wir jetzt, wie bei einem Zugang in die Vene, Medikamente spritzen. Und das Tolle ist, die Medikamente werden hier genauso schnell vom Körper aufgenommen wie über eine Vene. Je nachdem, was für eine Form des Kreislaufstillstandes der Patient hat, geben wir zu bestimmten Zeitpunkten Medikamente. Alle zwei Minuten analysieren wir den Herzrhythmus und tauschen den »Drücker« aus, also den Menschen, der die Herzdruckmassage durchführt, damit die Qualität der Herzdruckmassage möglichst gut bleibt.

Leider ist es so, dass wir, selbst wenn wir alles richtig machen und die Medikamente zum perfekten Zeitpunkt geben, nicht immer erfolgreich sind. Das darf man gerade für eine Notfallsituation III nicht vergessen. Fängt bei dem Patienten aber das Herz wieder an zu schlagen, spüren wir einen Puls und können einen Blutdruck messen, hören wir auf zu drücken, beatmen den Patienten aber natürlich weiter. Je mehr der Patient zu sich kommt, umso wacher wird er. Sehr wahrscheinlich spürt er ein bisschen Druck auf der Brust und außerdem steckt da ja ein Schlauch in seiner Luftröhre, was wirklich nicht sehr angenehm ist. Damit wir den Patienten möglichst schonend in die Klinik transportieren können, lassen wir ihn mithilfe von Medikamenten in Narkose schlafen und bringen ihn in der Regel auf die Intensivstation.

DAS MACHT DER RETTUNGSDIENST

- Wenn ein Notruf bei der Leitstelle eingegangen ist, kommt der Rettungsdienst so schnell, wie es die Wegstrecken zulassen.
- Die Leitstelle entscheidet, ob ein eingehender Notruf ein Fall für einen RTW und/oder ein NEF ist.
- Nach dem Eintreffen vor Ort wird der Ersthelfer abgelöst, was allerdings nicht bedeutet, dass seine Hilfe nicht weiter gebraucht werden kann. Sollte dies der Fall sein, erteilt der Rettungsdienst klare Anweisungen dazu.
- Oberste Priorität ist es, so schnell und so schonend wie möglich zu retten. Würde der Patient eine schonende Rettung voraussichtlich nicht überleben, wird eine Crash-Rettung durchgeführt.
- Ist der Patient so weit versorgt und stabil, bringt der Rettungsdienst ihn in das nächste Krankenhaus.

STRUKTUR HILFT, LEBEN ZU RETTEN

Kommen wir zum Schluss noch zu einer Geschichte, die zeigt, dass jeder Notfall absolut individuell ist und deshalb genau so betrachtet und behandelt werden muss. Und das, obwohl wir als Rettungskräfte nach festen Ablaufalgorithmen vorgehen. Klingt widersprüchlich? Ist es aber nicht!

> *Ablaufalgorithmen helfen dem Rettungsdienst, alle Maßnahmen in der richtigen Reihenfolge vorzunehmen und nichts zu übersehen.*

Trotz all der Hektik und des Stresses bei der Notversorgung und im Einsatz vor Ort, bei dem womöglich noch aufgeregte Angehörige um einen herumschwirren, muss der Rettungsdienst in kurzer Zeit die richtigen Maßnahmen in der richtigen Reihenfolge ergreifen. Und dabei unterstützen Leitlinien, die das Vorgehen im Einsatz klar strukturieren und schnelles Handeln ermöglichen.

Egal, ob es um eine Reanimation oder die Versorgung eines schwerverletzten Patienten geht – die Ablaufalgorithmen bestimmen das Handeln und machen den Einsatz einfacher. Wir kommunizieren im Team auch in diesen Algorithmen und übergeben letztendlich Patienten genau in dieser Struktur in der Notaufnahme. Das ganze Vorgehen ist also standardisiert und strukturiert. Und das ist supersuperwichtig. Denn Patienten haben in der Regel ein typisches Alter und eine typische Vorgeschichte für bestimmte Erkrankungen. Nehmen wir zum Beispiel einen Patienten von 65 Jahren. Er ist Raucher, übergewichtig und sitzt jetzt da, mit kaltem Schweiß und Schmerzen in der Brust. Dann wird die Meldung des Einsatzes sehr wahrscheinlich »Patient mit Brustschmerzen« sein. Und neben allen möglichen Differenzialdiagnosen, die noch infrage kommen, liegt zumindest der Verdacht nahe: Das könnte ein Herzinfarkt sein. Alter, Risikofaktoren und Symptome des Patienten passen zusammen.

Natürlich gibt es auch andere Fälle. Wir sind beispielsweise schon einmal zu einem Notfall gerufen worden, bei dem die Meldung hieß: »Patientin mit Brustschmerzen«. Okay, auch Frauen können Brustschmerzen haben und ebenso einen Herzinfarkt. Als wir auf dem Anwesen ankamen, trafen wir auf eine 32-jährige, sportliche Patientin, die zwei- bis dreimal in der Woche joggen ging und auf dem Anwesen als Gärtnerin arbeitete. Sie schnitt dort Hecken, mähte den Rasen und hielt den Garten in Schuss. Diese junge Patientin lag nun auf dem Sofa, war blass und verschwitzt und hatte seit einer halben Stunde ein brennendes Gefühl im Brustkorb. Das kenne sie schon, berichtete sie uns, denn sie habe immer wieder Sodbrennen und nehme auch Medikamente dagegen. Aber so schlimm wie heute sei es noch nie gewesen.

Wir hatten also eine junge, dynamische Patientin, die wirklich so gar keine Risikofaktoren für einen Herzinfarkt hatte. Sie war keine Raucherin, hatte keine familiäre Belastung und dafür sogar eine sehr plausible Erklärung für die Beschwerden: Das Brennen im Brustkorb fühlte sich für sie ja wie das Brennen an, gegen das sie seit Jahren Magenschutztabletten nahm, aber eben viel stärker.

Und in so einem Moment kommen unsere Algorithmen zum Einsatz. Denn egal wie jung oder alt die Patientin ist, egal wie ihr Fitnesszustand ist, es ist eine Patientin mit Brustschmerzen, bei der wir alle möglichen Differenzialdiagnosen, also Ursachen, die infrage kommen, durchgehen müssen. Und dazu gehört auch, ein 12-Kanal-EKG zu schreiben: Und siehe da, die Patientin hatte einen ausgedehnten Hinterwandinfarkt. Wir haben ihr also einen Zugang gelegt, die entsprechenden Medikamente gegeben und sind mit ihr ins Krankenhaus und direkt ins Herzkatheterlabor gefahren. Dort hat sie dann drei Stents bekommen, und als ich sie am nächsten Morgen besucht habe, war das »Sodbrennen« komplett weg.

Und genau aus diesem Grund erzähle ich euch diese Geschichte. Sie zeigt, wie wichtig es ist, sich nicht von ungewöhnlichen Umständen irritieren zu lassen, sondern das normale Vorgehen durchzuziehen.

»Der Rettungsdienst identifiziert das Leitsymptom und klärt mit einem standardisierten Vorgehen, welches Problem vorliegt.

Auch wenn ihr euch ganz viele Informationen über Krankheiten aneignet, bringt euch das bei so einem Notfall als Ersthelfer gar nichts. Denn selbst die Rettungskräfte mussen hier sämtliche Möglichkeiten ihrer technischen Mittel ausnutzen, um zu klären, was Sache ist. Ansonsten wäre der Herzinfarkt bei der Gärtnerin vielleicht übersehen worden.

Ein Rätsel, selbst für Experten

In meiner Zeit auf der Intensivstation habe ich einmal eine Geschichte erlebt, die ich euch nicht vorenthalten möchte. Denn da sind selbst wir Fachleute mit unseren technischen Mitteln an unsere Grenzen gestoßen, weil eine Patientin Auffälligkeiten zeigte, die überhaupt nicht zu ihrem Zustand passten. Auf der Intensivstation lag also eine Patientin, die lange schwer krank war und nun aus dem künstlichen Koma geweckt werden sollte. Deshalb habe ich bei der Spritzenpumpe, wo das Narkose-Medikament Propofol eingespannt war, die

Narkose ausgeschaltet. Es dauerte zehn Minuten, die Patientin fing an zu atmen und machte die Augen auf. Und sofort begann sie, wild mit den Armen herumzufuchteln. Das war absolut untypisch, also musste ich die Narkose wieder hochfahren. Ein paar Stunden später haben wir uns noch mal getraut, die Narkose auszuschalten. Nach zehn Minuten fing die Patientin an zu atmen, machte die Augen auf und begann wieder, wild mit den Armen zu wedeln. Dasselbe Spiel also – die Narkose musste erneut angestellt werden. Das ging eine ganze Weile so. Es stand aber fest, dass die Patientin wach werden musste, denn eine Narkose ist kein Therapiekonzept. Irgendwann haben wir dann die Narkose ausgelassen und den Beatmungsschlauch aus der Luftröhre herausgenommen. Als die Patientin wieder ganz fit war, habe ich sie gefragt: »Was war denn da los, Frau Müller?« Da sagte sie: »Jedes Mal, wenn ich wach geworden bin, habe ich auf der Spritzenpumpe die Plakette gesehen, dass der TÜV abgelaufen ist.« Tja, das muss man sich mal vorstellen, man erwacht aus dem schwarzen Propofol-Koma und das Erste, was man denkt, ist: »Verdammt, der TÜV ist abgelaufen«, und zack, wird es wieder schwarz. Zwei Stunden später dasselbe: Der TÜV ist immer noch abgelaufen, und es wird wieder schwarz. Spätestens beim dritten Mal denkt man doch: »Wollt ihr mich verarschen?«, und schon wird es wieder schwarz. Da kann man schon mal einen kleinen Kreislaufstillstand bekommen. Die medizinischen Profis unter euch werden sich jetzt fragen: »Was habt ihr denn nach dem Vorfall gemacht auf der Intensivstation, habt ihr was geändert?« Natürlich haben wir das. Wir haben alle Geräte, bei denen der TÜV abgelaufen ist, einfach so hingestellt, dass die Patienten das aus dem Bett heraus nicht sehen können.

So, kommen wir nun nach unserem Ausflug in die Intensivstation noch einmal zurück zu euch als Ersthelfer. Genauso wie es für den Rettungsdienst wichtig ist, sich an einer bestimmten Struktur zu orientieren, ist es auch bei der Ersten Hilfe. Wenn ihr die drei verschiedenen Notfallsituationen im Kopf behaltet und nacheinander genau so handelt, wie wir es hier besprochen haben, dann macht ihr alles richtig. Für den Rest kommen die Rettungskräfte mit ihren Algorithmen und Ablaufplänen, die sie in einem unverständlichen Kauderwelsch miteinander besprechen. Und sie überprüfen dann mittels hochtechnischem Equipment, wie es für den Patienten weitergeht.

7

Worüber wir noch sprechen müssen

NOTFALLSITUATIONEN AUS DEM ALLTAG

In einer Notfallsituation handlungsfähig zu sein und aktiv zu helfen, ist wesentlich unkomplizierter, als die meisten Menschen denken – so viel sollte an dieser Stelle endgültig klar sein. Denn das ist es tatsächlich, wenn ihr die Abläufe für die drei verschiedenen Notfallsituationen parat habt. Und trotzdem möchte ich jetzt noch über ein paar weitere Situationen sprechen. Nicht, um Erste Hilfe doch wieder unnötig kompliziert zu machen, sondern um noch einmal explizit aufzuzeigen, dass sich alle Notfallsituationen in eine der drei beschriebenen Kategorien einordnen lassen. Kommen wir nun zu ein paar üblichen Situationen, in denen Menschen eure Hilfe benötigen.

Wenn der Bissen zu groß war

Stellt euch vor, ihr sitzt in der Kantine und es gibt die üblichen frittierten und verkochten Köstlichkeiten, garniert mit dem herkömmlichen Bündel krauser Petersilie. Und während ihr euch ganz aufgeregt den neuesten Flurfunk erzählt, nimmt die Kollegin neben euch einen großen Bissen vom Schnitzel, berichtet dabei weiter von den Kopierraumgerüchten, schluckt und fängt an zu husten.

Was macht ihr? Genau das, was ihr schon 1000-mal in so einer Situation getan habt, weil ihr das in eurer Kindheit in Kombination mit dem elterlichen Hinweis »Mit vollem Mund spricht man nicht!« gelernt habt: Ihr schlagt mit der flachen Hand zwischen die Schulterblätter auf den Rücken der Kollegin, wodurch im Brustkorb Überdruckspitzen entstehen und sich in aller Regel das Schnitzelstück löst. Wichtig ist hierbei: Ein sanftes Tätscheln bringt weder euch noch eure Kollegin weiter, denn die lösenden Überdruckspitzen gibt es, wie der Name schon sagt, nur, wenn auch ein gewisser Druck ausgeübt wird.

Damit ist normalerweise die Notfallsituation abgewendet, die Kollegin hat aufgehört zu husten und kann weiter berichten, welche privaten Ausdrucke sie im Kopierer gefunden hat. Diesmal vielleicht jedoch besser mit leerem Mund. Das ist sowieso angenehmer für alle Beteiligten.

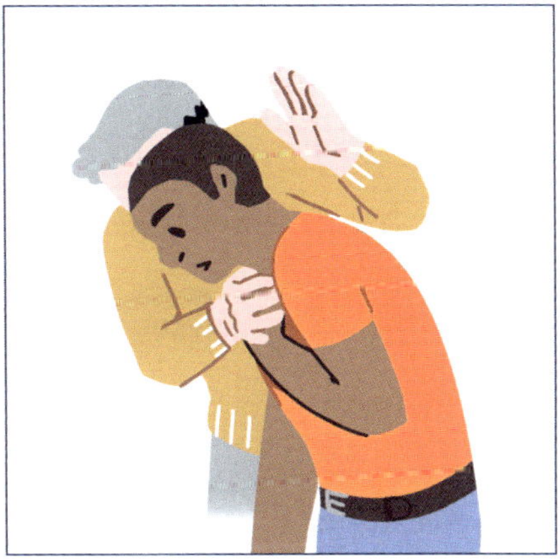

Mit der flachen Hand zwischen die Schulterblätter schlagen

Hat eure Kollegin allerdings einen wirklich großen Bissen vom Schnitzel genommen, versucht zu schlucken, fasst sich an den Hals, steht auf und kann weder frei atmen noch husten oder sprechen, dann sieht die Lage etwas anders aus. Denn das bedeutet sehr wahrscheinlich, dass das Schnitzelstück eine komplette Verlegung der Atemwege ausgelöst hat.

In diesem Fall ist das Wichtigste, schnell professionelle Hilfe zu holen, also die 112 anzurufen. Als Nächstes beginnt ihr, genau wie im ersten Szenario, mit der Hand zwischen die Schulterblätter zu schlagen, und zwar fünfmal hintereinander. Danach stellt ihr euch hinter die Kollegin und macht in aller Öffentlichkeit das Heimlich-Manöver. Dafür umgreift ihr die Kollegin mit beiden Armen, ballt eine Hand zur Faust und drückt sie mithilfe der zweiten Hand unterhalb des Brustkorbs kräftig in den Oberbauch. Dadurch wird über den Bauch von unten Druck in den Brustkorb ausgeübt in der Hoffnung, dass sich das verklemmte Schnitzelstück wieder löst. Das Heimlich-Manöver macht ihr ebenfalls fünfmal hintereinander, dann folgen erneut fünf Schläge zwischen die Schulterblätter und so weiter. Bis sich entweder das Schnitzelstück aufgrund des Druckes löst und aus dem Hals fliegt oder die Person bewusstlos wird. Und damit seid ihr dann bei dem bekannten Ablauf: Habt ihr das Gefühl, die Kollegin ist nicht mehr bei Bewusstsein, sprecht ihr sie zur Sicherheit noch einmal an. Kommt keine Reaktion, rüttelt ihr an den Schultern. Folgt wieder nichts, ist sie bewusstlos. Jetzt schnell eine gute

Atemkontrolle und Überraschung, sie atmet nicht. Den Notruf habt ihr ja bereits abgesetzt, deshalb fangt ihr nun mit der Herzdruckmassage an und kontrolliert in regelmäßigen Abständen den Mundraum, ob sich da vielleicht Teile des Schnitzels zeigen.

So funktioniert das Heimlich-Manöver

Ihr seht, so schwer ist das Ganze gar nicht, außer, dass ihr das Heimlich-Manöver wahrscheinlich mehrmals hintereinander anwenden müsst, bis sich das Schnitzel wieder löst. Im Film wird das ganze Szenario ja gern als schnelle Nummer dargestellt – das kann so ablaufen, muss aber nicht. Deshalb, denkt immer dran, was euch eure Eltern nicht zu knapp aufs Butterbrot geschmiert haben: Mit vollem Mund spricht man nicht!

1

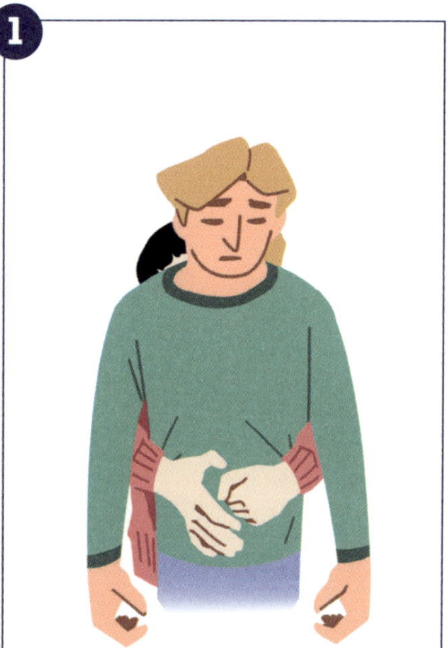

Die betroffene Person mit beiden Armen von hinten umgreifen und eine Hand zur Faust ballen

2

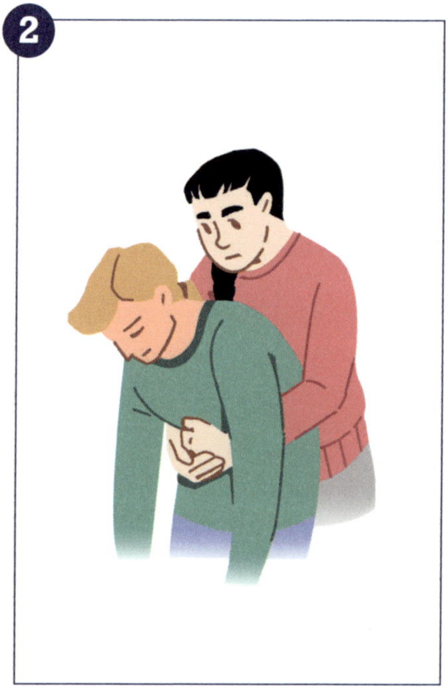

Die zweite Hand auf Bauchhöhe darüberlegen und kräftig Druck auf den Oberbauch ausüben

CHECKLISTE FÜR ERSTHELFER

Wenn der Bissen zu groß war

Person kann noch atmen und husten:

- Schläge mit der Hand zwischen die Schulterblätter

Person kann nicht husten, sprechen, atmen:

- 112 anrufen
- Fünf Schläge zwischen die Schulterblätter im Wechsel mit fünf Heimlich-Manövern
- Wenn die Person bewusstlos wird und keine Atmung hat, Herzdruckmassage starten
- Regelmäßige Mundraumkontrolle

Der Krampfanfall

Folgende Situation: Ihr seid im Regionalexpress auf dem Weg zur Arbeit. Gegenüber sitzt ein mittelalter Mann und liest ein Buch. Plötzlich stößt er einen Schrei aus, verdreht die Augen, streckt sich und fängt an zu krampfen. Auch wenn ihr noch nie einen Krampfanfall gesehen habt, werdet ihr sofort erkennen, dass der Mann krampft. Warum er das tut, also ob er zum Beispiel Epilepsie, einen Hirntumor oder eine Hirnblutung hat, das ist jetzt erst einmal vollkommen irrelevant für euch, denn das könnt ihr als Laien sowieso nicht herausfinden. Also heißt es handeln: Als Erstes achtet ihr dabei auf eure Sicherheit, weil der Mann zum Beispiel wild um sich schlägt oder jemand zuvor mit Koffern und Taschen Tetris in der Gepäckablage über euch gespielt hat. Anschließend kümmert ihr euch um die Sicherheit der Person, die gerade krampft. Mit einer Jacke, einer Decke, einem Rucksack oder einem Kissen verhindert ihr, dass sich der Mann zusätzlich verletzt und zum Beispiel mit dem Kopf gegen die Haltestange schlägt. Dabei solltet ihr aber auf keinen Fall versuchen, die Person festzuhalten, denn dadurch können zusätzliche

Verletzungen entstehen. Besser ist es, die Umgebung so frei wie möglich zu räumen, zu polstern und schnell den Notruf abzusetzen. Wichtig ist jetzt, dass ihr eine Person vom Zugpersonal informiert, damit der Zug so gestoppt werden kann, dass der Rettungswagen ihn auch erreichen und die Profis helfen können. So, nun versucht ihr weiterhin dafür zu sorgen, dass sich niemand noch mehr verletzt, denn solange ein Krampfanfall andauert, werdet ihr ihn nicht unterbrechen können.

Eine Sache, die man früher sehr gern bei Krampfanfällen gemacht hat, ist, einen sogenannten Beißkeil zwischen die Zähne zu stecken, damit sich die betroffene Person nicht auf die Zunge beißt. Und ja, es kann sein, dass die Person sich auf die Zunge beißt und ihr die Spitze sogar zwischen den Zähnen sehen könnt. Aber solange der Krampfanfall anhält, habt ihr keine Chance, den Mund der Person zu öffnen. Und ein Zungenbiss ist in der Regel auch keine dramatische Komplikation. Falls ihr also zufällig noch irgendwo einen alten Beißkeil haben solltet, dann verwendet den bitte in Zukunft nurmehr als Türstopper. Diese Dinger haben in der Vergangenheit nämlich dazu geführt, dass Menschen nach dem Anfall erst mal ein paar Termine beim Zahnarzt ausmachen mussten.

Wenn wir im Rettungsdienst zu einem Krampfanfall gerufen werden, dann ist der in 95 Prozent der Fälle vorbei, wenn wir vor Ort ankommen. Das bedeutet im Umkehrschluss: Es ist sehr realistisch, dass der Krampf in eurem Beisein zeitnah wieder aufhört. Sobald dies der Fall ist, greift das Prozedere unserer drei Notfallsituationen: Ihr sprecht die Person an und rüttelt an den Schultern. Sie macht die Augen auf und sagt: »Oh nein, ich habe neue Medikamente bekommen, das ist der dritte Krampf diese Woche.« Das ist gut, denn die Person redet, hat Atmung, hat Kreislauf und eben einen Krampf gehabt. Es handelt sich also um eine Notfallsituation I – eine Person ist bei Bewusstsein mit Problem. Die 112 habt ihr ja schon gerufen, dann heißt es jetzt nur noch nett dabeibleiben und positive Stimmung verbreiten.

Sprecht ihr die Person nach dem Krampfanfall an und rüttelt an den Schultern, aber es kommt keine Reaktion, ist sie bewusstlos. Damit folgt der nächste Schritt: eine gute Atemkontrolle. Atmet die betroffene Person, haben wir eine Notfallsituation II – die Person ist bewusstlos mit Atmung. Und damit die Zunge jetzt nicht zurückrutscht und Mageninhalt in die Luftröhre läuft, dreht ihr die Person in die Seitenlage und kontrolliert regelmäßig die Atmung, bis der Rettungsdienst vor Ort ist. Ist keine Atmung festzustellen, haben wir automatisch eine Notfallsituation III – die Person ist bewusstlos und ohne Atmung, also startet ihr mit der Herzdruckmassage.

✓

CHECKLISTE FÜR ERSTHELFER

Der Krampfanfall

- Frühzeitig 112 anrufen
- Person vor zusätzlichen Verletzungen schützen
- Keinen Beißkeil verwenden
- Nach dem Krampf je nach Bewusstsein lagern
- Ist die Person bewusstlos mit Atmung, dann Seitenlage
- Ist die Person bewusstlos ohne Atmung, mit Herzdruckmassage beginnen

Blutungen und Verbände

Ein Szenario, das wir im Rettungsdienst wirklich niemals erleben, ist, dass wir zu einem Notfall kommen, bei dem sich jemand in den Arm geschnitten hat, das Blut fröhlich aus der Wunde läuft und alle anwesenden Menschen achselzuckend drumherum stehen. Und das ist super, denn Menschen handeln bei blutenden Verletzungen meistens intuitiv richtig: Da hat immer jemand etwas auf die Wunde gelegt und herumgewickelt, auch wenn es nur ein Tuch, ein T-Shirt oder ein Gürtel ist. Denn der erste Impuls ist, Überraschung, Überraschung: Eine Blutung sollte so schnell wie möglich gestoppt werden. Und dazu braucht ihr nicht die hohe Kunst des Kornährenverbandes zu beherrschen. Gehen wir die wichtigsten Punkte zum Thema schwere Blutungen stoppen und Wunden versorgen einmal kurz durch: Dass ihr zunächst die 112 anruft, sollte euch mittlerweile klar sein. Habt ihr jemanden vor euch, der zum Beispiel stark am Arm blutet, achtet ihr natürlich auf euren Eigenschutz und zieht nach Möglichkeit Handschuhe an. Legt den Arm hoch, damit die Schwerkraft die Blutung etwas reduziert. Habt ihr einen Erste-Hilfe-Kasten zur Hand, kommt nun eine Kompresse drauf und ein Verband außenherum. Falls ihr kein Verbandsmaterial zur Verfügung habt, nehmt ihr ein Küchenhandtuch oder ein T-Shirt, das ist für den Notfall total in Ordnung, ihr müsst ja keinen Schönheitspreis für den Verband gewinnen.

Das gilt übrigens auch für die gute alte Kopfplatzwunde. Im Erste-Hilfe-Kurs lernt man hierzu ein wirklich kompliziertes Verbandsprozedere, das am Ende eh verrutscht. Deshalb hier ebenfalls: einfach eine Kompresse nehmen und fest mit der Hand auf die Platzwunde drücken, fertig. Damit ihr keinen Krampf vom Drücken bekommt, die Hand alle paar Minuten abwechseln, bis der Rettungsdienst eintrifft.

✓

CHECKLISTE FÜR ERSTHELFER

Blutungen und Verbände

- **Den Notruf absetzen**
- **Eigenschutz beachten und möglichst Handschuhe anziehen**
- **Blutenden Bereich hochlagern**
- **Eine Kompresse auflegen und einen Verband anbringen, zur Not etwas anderes Geeignetes verwenden**
- **Mit einer Kompresse auf die Stelle drücken, bis der Rettungsdienst da ist**

Wenn Erste Hilfe an ihre Grenzen kommt

Für mich als Notarzt ist es immer wieder interessant, wenn ich mit medizinischen Laien auf einer Party oder beim Notfalltraining darüber rede, was in speziellen Notfällen zu tun ist. Natürlich beantworte ich alle Fragen so einfach wie möglich. Aber das scheint vielen Menschen nicht zu genügen und sie überlegen sich dann ein Horrorszenario nach dem anderen. Je länger das Gespräch dauert, desto abgefahrener werden die Stell-dir-mal-vor-Notfallsituationen. Und garantiert kommt irgendwann eine Frage wie die: »Was mache ich eigentlich, wenn ein Typ mit einer Leiter auf der linken Spur auf der Autobahn steht, ein Lkw mit 332 000 Kartoffeln umkippt, die Leiter umfällt, und dann blutet da auch noch jemand aus dem Ohr. Lüder, wie gehe ich denn da jetzt am besten systematisch vor?«

In diesem Fall muss man ganz klar sagen: Dieses Szenario ist sehr unwahrscheinlich. Sollte es doch real stattfinden, dann ist das ein Setting für den professionellen Rettungsdienst. So wie eine Massenkarambolage auf der Autobahn. Wenn ihr also zu einem Szenario mit mehreren Schwerverletzten kommt, dann seht zu, dass ihr euch in Sicherheit bringt, und ruft die 112 an. Falls möglich, ist auf der Autobahn natürlich das Warndreieck eine gute Idee, nachdem ihr eure Warnweste übergeworfen habt. Tja, und dann? Dann geht ihr einfach zu einer Person hin und haltet ihr die Hand, bis der Rettungsdienst vor Ort ist. Erste Hilfe kommt irgendwann an ihre Grenze, und die ist bei solch einem Szenario ganz sicher erreicht.

Aber, und das ist wirklich die tolle Nachricht: Davor gibt's ganz viele andere Notfälle bei euch zu Hause, in der Arbeit oder beim Joggen im Wald, bei denen ihr ganz einfach und wirkungsvoll helfen könnt.

ERSTE HILFE BEI KINDERN

Eine Frage, die in Erste-Hilfe-Kursen eigentlich immer gestellt wird, ist: »Wie genau funktioniert das Ganze bei Kindern oder Babys?« Und dieser Einwurf hat seine Berechtigung, denn natürlich muss man mit kleinen Körpern anders umgehen als mit ausgewachsenen. Erschwerend kommt hinzu, dass Notfälle, die Kinder betreffen, emotional noch mal eine ganz andere Liga sind, sehr viel mehr Angst bei den Ersthelfern erzeugen und wirklich an die Substanz gehen können. Vor allem aus diesem Grund möchte ich mit euch jetzt explizit über die Erste Hilfe bei Kindern und Babys sprechen. Denn ja, selbstverständlich gibt es Unterschiede in der Vorgehensweise, aber leider tun viele Menschen aus dem medizinischen Bereich so, als wäre bei Kindern im Notfall einfach alles anders und man müsste da inhaltlich komplett von vorne anfangen. Doch das ist einfach nicht richtig.

Über Notfälle bei Kindern – wie auch bei Erwachsenen – könnte man viele Bücher schreiben und stundenlang diskutieren, um all die verschiedenen Krankheiten, Situationen, Besonderheiten und Therapie-Optionen zu besprechen. Aber ist das wirklich sinnvoll für eine Situation, die selten bis nie vorkommt?! Eher nicht. Deshalb ist es mir ein Anliegen, euch zu zeigen, dass ihr trotz aller Aufregung auch in Notfallsituationen mit Kindern ganz einfach helfen könnt.

Bevor wir aber in die Thematik eintauchen, noch eine Sache vorweg: Es geht hier nicht darum, dass ein Kind ein bisschen Fieber hat, der Husten seit ein paar Tagen ganz schön doll geworden ist oder nach dem Fußballspiel der Knöchel dick geschwollen ist. In diesem Kapitel sind wieder lebensbedrohliche Notfallsituationen beziehungsweise Situationen gemeint, in denen ein Kind ein wirklich fettes medizinisches Problem hat.

Habt ihr das Gefühl, euer Kind hat nicht nur einen normalen Infekt oder Ähnliches, sondern irgendetwas stimmt da echt nicht, dann sollte der erste Schritt immer die Kinderarztpraxis eures Vertrauens sein, und das ruck,

> *Wenn ihr unsicher seid, was ihr mit eurem Kind machen sollt, ist es immer eine gute Idee, erst mal beim Kinderarzt anzurufen.*

zuck. Das funktioniert übrigens häufig auch super per Telefon. Vieles lässt sich da schon sehr gut aus der Ferne klären und einschätzen. Sollte die Praxis geschlossen sein, sind Kindernotfallpraxen, die auch abends und an Wochenenden geöffnet sind, eine gute Möglichkeit, um eine beruhigende Ersteinschätzung zu erhalten, auch wenn ihr dort in der Regel mit dem Kind selbst vorbeifahren müsst.

Kommen wir jetzt zu den drei verschiedenen Notfallsituationen bei Kindern – die sind nämlich ähnlich einzuordnen wie die, die wir für Erwachsene bereits durchgesprochen haben.

Notfallsituation I: Kind ist bei Bewusstsein mit Problem

In diese Kategorie fallen Situationen wie zum Beispiel eine besonders starke Erkältung, Fieber, Husten oder Ausschläge, die das »normale Maß« überschreiten. In diesen Fällen sind die Kinderarztpraxis oder die Kindernotfallpraxis eure erste Anlaufstelle. Bekommt das Kind aber plötzlich sehr schlecht Luft, steigt das Fieber auf 40 Grad oder höher, ist es zum Beispiel mit dem Rad gestürzt, hat sich das Bein gebrochen, kann sich aufgrund der Schmerzen nicht mehr bewegen oder hat ungewöhnlich starke Bauchschmerzen, dann ist es Zeit für einen kleinen Anruf bei der 112. Denn jetzt muss schnell jemand vor Ort sein, der professionell helfen kann. Bis der Rettungsdienst bei euch ist, bleibt euer Hauptjob, euer Kind zu beruhigen, es zu trösten und einfach bei ihm zu sein, um ihm ein sicheres Gefühl zu vermitteln, egal wie hoch euer Puls gerade ist.

✓

CHECKLISTE FÜR ERSTHELFER
NOTFALLSITUATION I

Kind ist bei Bewusstsein mit Problem

Bei starker Erkältung, Fieber, Husten oder Ausschlägen:

- Anruf in der Kinderarztpraxis oder Kindernotfallpraxis
- Ruhe bewahren
- Anweisungen der Kinderärzte befolgen

Bei vitaler Gefährdung wie zum Beispiel plötzlicher Luftnot, starken Kopf- oder Bauchschmerzen, starken Blutungen, Verbrennungen, Verbrühungen oder allergischen Reaktionen:

- Notruf wählen
- Ruhe bewahren
- Anweisungen der Leitstelle befolgen

Notfallsituation II: Kind ist bewusstlos mit Atmung

Ebenso wie Erwachsene können auch Kinder bewusstlos werden. Ob es eine Vergiftung mit Tabletten ist, Schmerzen, ein zu niedriger Blutdruck, ein Schlag auf den Kopf oder sie im Pool unter Wasser geraten sind, den genauen Grund müsst ihr nicht kennen. Falls ihr eine Ahnung habt, woher die Bewusstlosigkeit kommen könnte, sagt ihr das natürlich, wenn euch die Profis von der Leitstelle danach fragen.

Aber erst einmal von vorne: Euer Kind liegt in seinem Zimmer auf dem Boden. Ihr sprecht es an und rüttelt an den Schultern: Keine Reaktion, das Kind ist bewusstlos. Der Ablauf ist auch hier derselbe, das heißt, der nächste Schritt ist eine gute Atemkontrolle. So wie bei Erwachsenen beugt ihr euch hinunter, legt eine Hand unter das Kinn, die andere Hand auf die Stirn, damit ihr vorsichtig den Kopf überstrecken und das Kinn nach vorne ziehen könnt. Dann geht ihr mit einem Ohr über Mund und Nase des Kindes, sodass ihr gleichzeitig auf den Brustkorb blicken könnt, und nehmt euch fünf bis zehn Sekunden Zeit. Als Nächstes sind Fühlen, Sehen und Hören angesagt. Wenn ihr an eurer Wange den Atem des Kindes spürt oder ihr sehen könnt, dass sich der Brustkorb hebt und senkt, dann bedeutet das, dass es atmet. Super! Allerdings ist es weiterhin bewusstlos. Also ist der nächste Schritt? Genau – der Notruf! Doch bevor ihr das tut, war da doch noch eine Sache, oder? Richtig, die Problematik mit dem Mageninhalt, der Speiseröhre und der Zunge, die nach hinten rutschen könnte. Also gilt auch beim Kind: Habt ihr das Handy zur Hand, wählt ihr als Erstes die 112 und bringt das Kind danach in die Seitenlage. Müsst ihr das Telefon erst holen oder suchen, dann dreht ihr das Kind erst in die Seitenlage und macht euch anschließend auf den Weg zum Telefon, um den Notruf abzusetzen.

Wie bei Erwachsenen gelten auch jetzt folgende Fixpunkte in der Seitenlage:

- Der Mundwinkel ist der tiefste Punkt.
- Der Kopf ist überstreckt.
- Der Mund ist offen.

Bis der Rettungsdienst da ist, sprecht ihr euer Kind immer wieder an und kontrolliert seine Atmung. Oftmals ist es so, dass das Kind in der Zeit, bis die Profis vor Ort sind, bereits wieder zu sich gekommen ist.

In einer Notfallsituation II gilt also auch bei Kindern: Die Atemkontrolle bleibt das A und O. Denn hier entscheidet sich, ob ihr das Kind »nur« in die Seitenlage drehen oder davon ausgehen müsst, dass das Herz steht, und ihr mit der Reanimation startet.

✓

CHECKLISTE FÜR ERSTHELFER NOTFALLSITUATION II

Kind ist bewusstlos mit Atmung

- Ansprechen und leicht an der Schulter rütteln
- Atemkontrolle
- 112 anrufen
- Seitenlage
- Atmung weiterhin kontrollieren

Notfallsituation III: Kind ist bewusstlos ohne Atmung

Kommen wir jetzt zum Worst-Case-Szenario, das wirklich niemand erleben will und wir trotzdem auf keinen Fall ausblenden dürfen. Denn gerade in einer Notfallsituation III brauchen Ersthelfer starke Nerven und vor allem klare Gedanken. Es macht also durchaus Sinn, sich mit dieser Situation auseinanderzusetzen, selbst wenn sie wesentlich unwahrscheinlicher ist als die anderen beiden Notfallsituationen. Gehen wir dazu zurück ins Kinderzimmer: Euer Kind liegt am Boden, ihr habt es angesprochen, es ist bewusstlos. Ihr kontrolliert die Atmung, das Kind atmet nicht oder ihr seid euch nicht sicher, ob es atmet.

» *Wie bei der Notfallsituation III für Erwachsene gilt auch bei Kindern: Könnt ihr keine Atmung feststellen, schnell die 112 anrufen und mit einer guten Herzdruckmassage beginnen.*

Für die Herzdruckmassage legt ihr bei Kindern ab einem Alter von einem Jahr die Hände in die Mitte des Brustkorbs beziehungsweise auf die untere Hälfte des Brustbeins, drückt 100-mal pro Minute und komprimiert den Brustkorb um ein Drittel. Bei Kindern unter einem Jahr nehmt ihr nur zwei Finger und komprimiert den Brustkorb ebenfalls um ein Drittel.

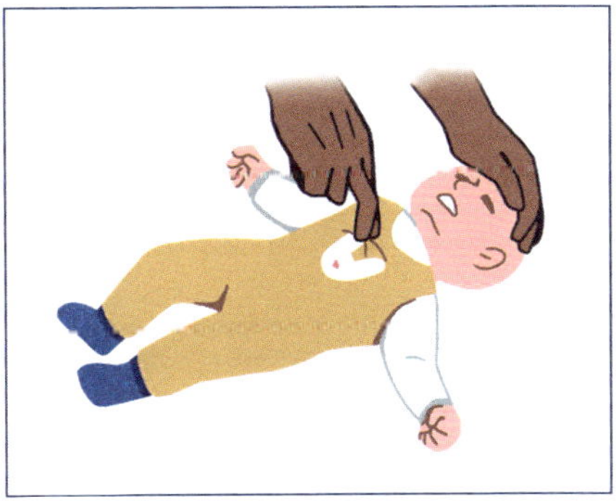

Bei Babys unter einem Jahr den Brustkorb mit zwei Fingern komprimieren

Solltet ihr in puncto Beatmung geübt sein, könnt ihr zusätzlich zur Herzdruckmassage damit loslegen. Denn im Unterschied zu Erwachsenen, wo die Ursache für den Kreislaufstillstand meist am Herzen liegt, profitieren Kinder deutlich öfter von der Beatmung. Bei ihnen sind es nämlich oft Probleme mit der Atmung beziehungsweise den Atemwegen, die dazu führen, dass das Herz aufhört zu schlagen. Bevor ihr mit der Beatmung startet, ist es deshalb sinnvoll, einmal kurz in den Mund des Kindes zu gucken, ob sich nicht kleinteiliges Spielzeug oder Ähnliches eingeschlichen hat. Steckt kein Plastikdackel im Mund, könnt ihr mit fünf Beatmungen beginnen. Wie bei der Atemkontrolle ist es bei der Beatmung wichtig, den Kopf zu überstrecken, damit die Luft leichter an der Zunge vorbeikommt. Grundsätzlich gibt es zwei Möglichkeiten zu beatmen:

1. Ihr pustet in die Nase und haltet dabei den Mund zu, damit die Luft nicht gleich wieder zum Mund herauskommt.
2. Ihr macht eine Mund-zu-Mund-Beatmung, bei der ihr dann logischerweise die Nase zuhalten müsst.

Für die Beatmung atmet ihr ein und pustet dann langsam zum Beispiel in den Mund, während ihr die Nase zuhaltet, bis der Brustkorb sich hebt. Dann löst ihr euch, damit die Luft wieder entweichen kann. Bei Kindern unter einem Jahr beatmet ihr Mund und Nase gleichzeitig, weil die Gesichter so klein sind, dass dies die Sache deutlich vereinfacht.

Sollte es nach fünf Beatmungen immer noch keine Lebenszeichen geben und die Atmung nicht wieder eingesetzt haben, beginnt ihr mit 30 Herzdruckmassagen, auf die dann wieder zwei Beatmungen folgen. In diesem Wechsel macht ihr weiter, bis das Kind anfängt, sich zu bewegen, oder der Rettungs-

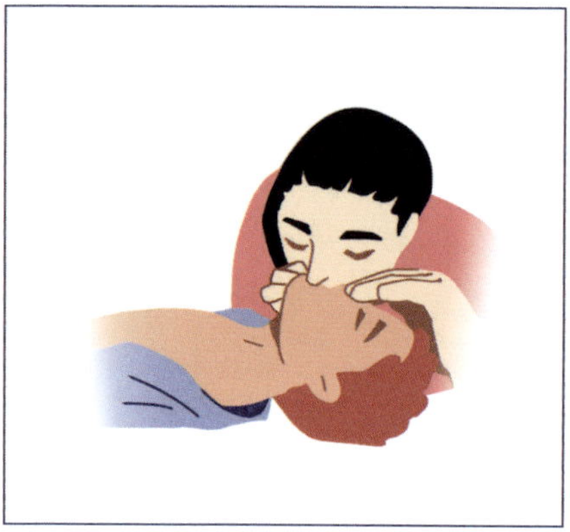

Bei Kindern über einem Jahr eine Mund-zu-Mund- oder eine Mund-zu-Nase-Beatmung durchführen

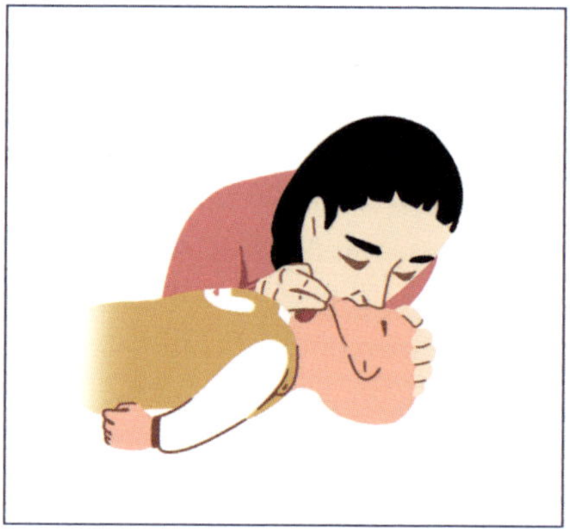

Bei Babys unter einem Jahr Mund und Nase immer gleichzeitig beatmen

CHECKLISTE FÜR ERSTHELFER NOTFALLSITUATION III

Kind ist bewusstlos ohne Atmung

- Das Kind ansprechen und leicht an der Schulter rütteln
- Atemkontrolle
- 112 anrufen
- Herzdruckmassage: 100 Kompressionen pro Minute, den Brustkorb um ein Drittel komprimieren

Für Geübte:

- Fünf Beatmungen vorab
- Bei Kindern über einem Jahr entweder eine Mund-zu-Mund- oder eine Mund-zu-Nase-Beatmung durchführen
- Bei Babys unter einem Jahr Mund und Nase gleichzeitig beatmen
- Anschließend 30 Herzdruckmassagen im Wechsel mit zwei Beatmungen

dienst euch ablöst. Wichtig ist, wie bei der Herzdruckmassage bei Erwachsenen, dass ihr den Brustkorb nach der Kompression wieder vollständig entlastet, ohne die Hände vom Brustkorb zu nehmen. Ist eine zweite Person vor Ort, dann wechselt ihr euch ab oder teilt euch die Aufgaben, sodass einer die Herzdruckmassage macht und die andere Person beatmet.

HÄUFIGE NOTFÄLLE BEI KINDERN

Ihr seht, im Großen und Ganzen unterscheidet sich das Vorgehen in den drei verschiedenen Notfallsituationen nicht sonderlich von dem Prozedere bei Erwachsenen. Dennoch kann ich nur empfehlen, regelmäßig spezielle Erste-Hilfe-Kurse für Eltern zu belegen. Selbst wenn ihr die Techniken irgendwann beherrscht, das regelmäßige Auffrischen und Üben hilft dabei, in einer Notfallsituation die Ruhe und einen klaren Kopf zu bewahren. Denn mal ehrlich, gerade, wenn es unseren Kindern nicht gut geht, verlieren wir schnell mal die Nerven. Und das passiert schon in wesentlich undramatischeren Situationen wie zum Beispiel beim Sturz vom Schaukelpferd oder einem Kratzer von der Spielplatzrutsche. Lasst uns deshalb an dieser Stelle ein paar Momente durchspielen, die entweder zu einer Notfallsituation werden oder Eltern schnell aus der Bahn werfen können.

Wenn Kinder sich verschlucken

Natürlich können sich auch Kinder ordentlich verschlucken beziehungsweise, ehrlich gesagt, verschlucken sie sich sogar viel öfter als Erwachsene, weil das mit dem »Mit vollem Mund spricht man nicht« von ihnen noch weniger beherzigt wird als von der Kollegin in der Kantine. Aber lassen wir das und kommen zurück zum Wesentlichen. Hat sich euer Kind verschluckt, dann gilt wie bei der unerzogenen Kollegin: Kann das Kind husten, wird mit der flachen Hand zwischen die Schulterblätter geklopft. Nicht so doll wie bei einem Erwachsenen, aber auch nicht zu zaghaft. Die besagten Überdruckspitzen müssen ausgelöst werden und in aller Regel ist es danach wieder gut.

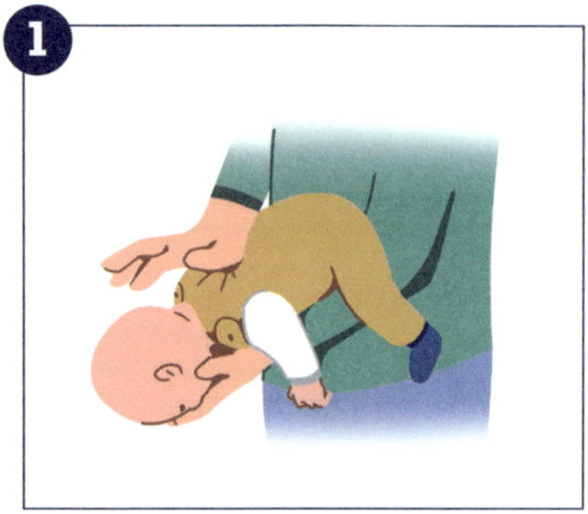

Für die Kopftieflage das Kind auf den Arm legen, das Gesicht ruht auf der Hand, und mit der anderen Hand auf den Rücken klopfen

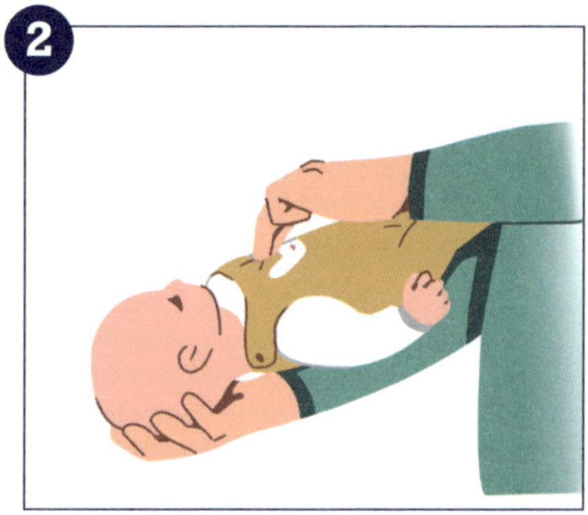

Für die Brustkorbkompressionen bei Kindern unter einem Jahr das Kind in Kopftieflage mit dem Gesicht nach oben auf den Arm legen und den Brustkorb mit zwei Fingern kräftig komprimieren

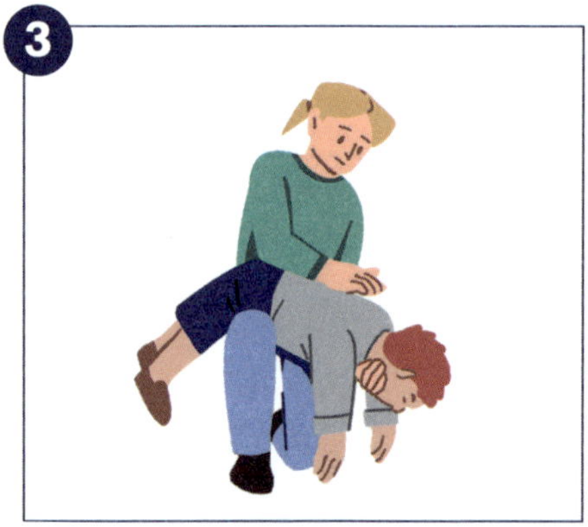

Hustet und redet das Kind nicht mehr, Kind übers Knie legen und mit der flachen Hand zwischen die Schulterblätter klopfen

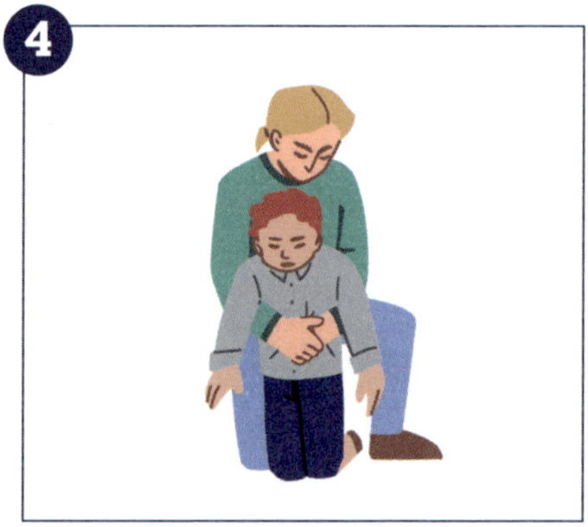

Für das Heimlich-Manöver hinter das Kind knien und den Oberkörper umfassen

Hustet, atmet oder redet das Kind nicht mehr und fasst sich an den Hals, dann müsst ihr unverzüglich die 112 anrufen. Außerdem legt ihr das Kind übers Knie – ja, das hört sich brachial an, ist es aber keineswegs – und in dieser Position klopft ihr mit dem Handballen fünfmal zwischen die Schulterblätter. Anschließend folgt das Heimlich-Manöver, vorausgesetzt, das Kind ist ein Jahr oder älter. Als Nächstes wird es wieder über das Knie gelegt und es wird weitergeklopft. Und so geht es immer im Wechsel weiter.

CHECKLISTE FÜR ERSTHELFER

Verschlucken bei Kindern

Beim Kind ab einem Jahr, das noch atmet und hustet:

- **Schläge mit der Hand zwischen die Schulterblätter**

Beim Kind ab einem Jahr, das nicht hustet oder atmet:

- **Den Notruf absetzen**
- **Kind über das Knie legen und fünfmal mit dem Handballen zwischen die Schulterblätter klopfen, im Wechsel mit dem Heimlich-Manöver, ebenfalls fünfmal**
- **Wird das Kind bewusstlos, mit Wiederbelebungsmaßnahmen beginnen**

Beim Kind unter einem Jahr, das noch atmet und hustet:

- **Kopftieflage auf dem Unterarm und mit der Hand zwischen die Schulterblätter klopfen**

Beim Kind unter einem Jahr, das nicht hustet oder atmet:

- **Die 112 anrufen**
- **Kopftieflage auf dem Unterarm und fünfmal mit dem Handballen zwischen die Schulterblätter klopfen, im Wechsel mit fünf kräftigen Brustkorbkompressionen mit zwei Fingern ebenfalls in Kopftieflage**
- **Wird das Kind bewusstlos, mit Wiederbelebungsmaßnahmen beginnen**

Für das Heimlich-Manöver bei Kindern stellt oder kniet ihr euch hinter das Kind, umfasst es mit beiden Armen und macht mit der einen Hand eine Faust, die ihr mit der zweiten Hand bis zu fünfmal zwischen Bauchnabel und unterem Brustkorbrand kräftig nach innen oben in den Bauch drückt.

Kinder unter einem Jahr könnt ihr praktischerweise mit dem Kopf tief auf euren Unterarm legen und mit dem Handballen fünfmal zwischen die Schulterblätter klopfen, im Wechsel mit fünf kräftigen Brustkorbkompressionen, die ihr mit zwei Fingern und ebenfalls auf eurem Arm in Kopftieflage durchführt.

Auch Kinder können krampfen

Natürlich kommen auch bei Kindern Krampfanfälle vor. Und egal ob das Kind Epilepsie hat, Fieber oder es eine andere Ursache dafür gibt: Sobald ein Kind anfängt zu krampfen, ruft ihr die 112 und guckt, dass es sich durch den Krampf nicht noch zusätzlich verletzt. Hört der Krampf vor dem Eintreffen des Rettungsdienstes wieder auf, was häufig der Fall ist, und wirkt euer Kind relativ fit, ist das ganz hervorragend. Falls es aber noch ziemlich benommen oder sogar bewusstlos ist, aber noch atmet, ab in die Seitenlage mit ihm.

CHECKLISTE FÜR ERSTHELFER

Krampfanfall bei Kindern

- Sofort 112 anrufen
- Kind vor zusätzlichen Verletzungen schützen
- Nach dem Krampf je nach Bewusstsein lagern
- Ist das Kind bewusstlos mit Atmung, in die Seitenlage bringen

Fassen wir noch einmal zusammen: Bei einem »kleinen« Notfall ruft ihr zunächst in der Kinderarztpraxis oder in der Kindernotfallpraxis an und versucht, das weitere Vorgehen zu klären. Erscheint die Situation deutlich ernster oder sogar lebensbedrohlich, dann wählt ihr sofort die 112. Habt ihr die Erste Hilfe für Kinder in speziellen Kursen regelmäßig geübt und seid fit in diesen doch etwas komplexeren Maßnahmen, ist das eine gute Sache. Wenn ihr auf diesem Gebiet aber nicht jedes Quartal einen neuen Kurs besuchen wollt, ist auch das vollkommen in Ordnung! Wichtig ist vor allem: Ruft in einer Notfallsituation so schnell wie möglich die 112 und folgt den Anweisungen der Profis von der Leitstelle.

MENTALE UNTERSTÜTZUNG IN EINER NOTFALLSITUATION

Nach der Pflicht kommt ja bekanntlich die Kür. So auch, wenn wir über das Verhalten in einer Notfallsituation reden. Neben den bereits besprochenen Vorgehensweisen, die je nach Lage variieren, gibt es noch ein weiteres Thema, das wir bei der Ersten Hilfe, egal ob es um Erwachsene oder Kinder geht, nicht außer Acht lassen dürfen: die mentale beziehungsweise die psychische Unterstützung der betroffenen Person durch euch als Ersthelfer und Ersthelferinnen.

Ihr seid die ersten Menschen, die der Person mit dem Problem zur Hilfe eilen, und damit seid ihr per se schon einmal eine Art Superheld. Denn mal ehrlich, wovor haben wir alle am meisten Angst, wenn wir uns vorstellen, in eine Notsituation zu geraten? Dass alle wegschauen und niemand hilft. Also, gut, dass ihr da seid, und super, dass ihr euch mit der Seitenlage, dem Heimlich-Manöver, der Herzdruckmassage und der Frage nach Günthers verschwundener Shampooflasche beschäftigt habt, weshalb das Vorgehen in den Notfallsituationen I bis III mittlerweile sehr wahrscheinlich fest in eurem Gedächtnis verankert ist. Schließlich haben wir das Prozedere jetzt oft genug gemeinsam durchgekaut.

Deshalb kommen wir nun noch einmal zurück zum Anfang des Buches. Zu Beginn haben wir über die Angst vor dem Helfen gesprochen und dass diese vollkommen normal ist. Mittlerweile wisst ihr jedoch, dass ihr viele Befürchtungen gar nicht haben müsst und dass es sich absolut lohnt, all euren Mut zusammenzunehmen, weil Helfen gar nicht so kompliziert ist, wie viele Menschen denken. Was aber ist mit der Angst der betroffenen Person in einer Notfallsituation? Diesen Punkt haben wir noch gar nicht beleuchtet. Und genau das holen wir jetzt nach.

Die Panik der Betroffenen

Was fällt euch als Erstes ein, wenn ihr an Angst in einer Ausnahmesituation denkt? Genau: Panik. Dann erinnert ihr euch womöglich an Horrorgeschichten wie die vom Schwimmlehrer, der euch, während ihr gerade das Abschleppen einer Person in Seenot geübt habt, klipp und klar gesagt hat, dass eine ertrinkende Person euch sehr wahrscheinlich panisch k. o. schlagen und unter Wasser ziehen wird. Ich weiß ja nicht, wie es euch in diesem Moment ging, aber für mich als Teenager stand damals ziemlich schnell fest, dass ich wohl nie jemanden vor dem Ertrinken retten wollte.

In Erste-Hilfe-Kursen ist das ähnlich, denn erst gibt es die Hinweise, dass ihr rechtliche Probleme bekommen könnt, wenn ihr etwas falsch macht. Und zweitens werden Szenarien durchgespielt, bei denen ihr brennende und schreiende Personen zu Boden werfen müsst, verwirrt herumlaufende Personen nach einer Massenkarambolage auf der Autobahn mit dem Lasso einfangen sollt oder dem panisch herumkrabbelnden Motorradfahrer bei der Suche seines abgetrennten Beins helfen sollt. Doch glaubt mir, die Wahrscheinlichkeit, dass ihr in solche Ausnahmesituationen geratet, ist wirklich sehr, sehr gering. Trotzdem ist es natürlich gut, wenn ihr wisst, wie ihr verhindern könnt, dass Günther euch unter Wasser zieht, wenn ihr ihn in der Schwimmbaddusche abschleppt. Und selbstverständlich ist es super, wenn ihr eine brennende Person souverän mit der Löschdecke zu Fall bringt und sie über den Boden rollt. Aber all das ist Erste Hilfe 2.0. Das sind nicht die

Skills, die ihr braucht, falls Robin beim Glühlampenwechsel von der Leiter stürzt. Und das sind auch nicht die Fähigkeiten, die ihr abrufen können müsst, sollte Opa beim Sonntagskaffee auf einmal bewusstlos mit dem Gesicht in die Käse-Sahne-Torte klatschen. Also, keine Angst vor Panikreaktionen und Situationen, mit denen ihr wahrscheinlich nie konfrontiert werdet. Für alles andere seid ihr jetzt Erste-Hilfe-mäßig schon mal gut gerüstet, nun geht es noch darum, wie ihr am besten mit der betroffenen Person umgeht. Im Gegensatz zu euch ist sie sich womöglich gar nicht bewusst, wie ernst die Lage ist. Oder aber sie empfindet sie als viel schlimmer, als sie in Wahrheit ist. Wie auch immer, wenn ihr Ruhe ausstrahlt, ist das schon mal die halbe Miete. Vor allem in einer Notfallsituation I, in der die betroffene Person bei Bewusstsein ist und mit euch spricht. Seid einfühlsam und versucht, sie zu beruhigen. Erklärt, was passiert ist und dass ihr bereits die 112 gerufen habt. Gerade wenn Menschen Angst haben, hilft oft ein liebevolles Streicheln der Schulter, damit sie etwas zur Ruhe kommen und sich bei euch sicher fühlen. Die Wartezeit, bis der Rettungswagen um die Ecke biegt, könnt ihr super mit Small Talk überbrücken. Redet übers Wetter oder darüber, was für Stolperfallen die Bürgersteige vor den Bushaltestellen sind – ganz egal, ihr werdet schon merken, auf welches Thema die betroffene Person anspringt. Und auch wenn sich das jetzt doof anhört: Obwohl Günther in der Dusche von eurem Gesabbel vielleicht komplett genervt war, hat es ihn dennoch sicherlich ein wenig abgelenkt und beruhigt. Und das ist es, worauf es ankommt.

Eure Körpersprache sollte im Idealfall aufgeschlossen und freundlich erscheinen. Ein Lächeln hilft ungemein, übrigens nicht nur als Ersthelfer. Lasst euch von irrationalen Aussagen der betroffenen Personen nicht aus dem Konzept bringen und versucht, stets höflich zu bleiben. Menschen, die Schmerzen oder Angst haben, weil ihnen etwas Schlimmes passiert ist, sagen und tun manchmal Dinge, die sie im normalen Leben nie machen würden. Falls ihr vielleicht sogar angeblafft werden solltet, erklärt sanft und selbstbewusst, dass ihr nur helfen wollt und bereits den Rettungswagen gerufen habt. Glaubt mir, die meisten Menschen in einer Notfallsituation sind unglaublich freundlich und dankbar, dass ihr da seid, dass ihr helft und vor allem dass ihr die Zeit mit ihnen überbrückt, bis die Rettungskräfte eintreffen. So, und genau deshalb ist eure starke Schulter der beste Platz, an dem sie warten können, bis die Profis zur Stelle sind. Denn alles ist besser, als allein zu sein.

Angst, die lähmen kann

Manchmal kann es sein, dass die betroffene Person gar nicht allein unterwegs war und ihr vor allem die Begleitpersonen zur Ruhe bringen müsst, die vor lauter Angst selbst nicht helfen wollen oder können. Oder aber die halbe Familie rennt aufgeregt schnatternd um die Kaffeetafel, aber keiner kommt auf die Idee, Opas Gesicht aus der Torte zu ziehen. In diesen Fällen seid ihr nicht nur Seelenwärmer, sondern auch die Person, die jetzt das Kommando übernimmt. Auch darüber haben wir ja schon im Ansatz gesprochen – Menschen, die in einer Notfallsituation überfordert sind, trauen sich oft nicht zu helfen, aus Angst, etwas falsch zu machen.

Eine schöne Geschichte dazu hat mir mal eine Bekannte erzählt: Sie war im ICE und wollte sich einen Apfel aufschneiden. Als sie gerade das Messer ansetzte, ruckte der Zug über eine Weiche und schon saß das Taschenmesser nicht im Apfel, sondern in ihrer Handfläche. Ihr könnt euch wahrscheinlich vorstellen, wie schnell der Teppich im Zug aussah, als hätte die Veganerin ein Schwein geschlachtet, und trotzdem zuckten alle neugierig zuschauenden Gesichter nach unten, als sie durch das Großraumabteil rief: »Hat irgendwer Verbandsmaterial? Hier blutet jemand ziemlich stark!« Keine Reaktion, von niemandem. Was machte sie also? Sie stand auf und sprach eine Person nach der anderen persönlich an, während sie mit der anderen Hand auf die Wunde drückte. Und siehe da, schon die dritte Person kramte eine Packung Taschentücher heraus. »Vielen Dank«, sagte meine Bekannte und ging noch einen Schritt weiter. »Sind Sie so lieb und begleiten mich ins Bord-Bistro? Dort sind bestimmt Mitarbeiter der Bahn und die haben einen Erste-Hilfe-Kasten.« Denn auch wenn die Taschentücher erst einmal super waren, sind sie als dauerhaftes Verbandsmaterial nicht geeignet, weil sie sich irgendwann auflösen und in die Wunde bröseln. Etwas widerwillig kam die Dame mit und im Bord-Bistro gab sie dann dieselbe Antwort wie beide Zugbegleiter, als meine Bekannte fragte, ob jemand ihr einen Druckverband anlegen könne: »Nein, so etwas kann ich nicht!« Kurzerhand schnappte sich meine Bekannte selbst das Verbandszeug, wies die verunsicherten Menschen an, die Verpackungen zu öffnen, nahm sich die Kompressen, drückte sie auf die Wunde und wickelte etwas ungelenk und wirklich nicht schön eine Mullbinde herum. Und was war die Reaktion der mitgeschleppten Dame und der beiden Bahnmitarbeiter? »Ach, so einfach ist das, das hätte ich wohl auch geschafft!«

Was will uns diese Geschichte sagen? Menschen sind aufgrund von Angst oder Hilflosigkeit manchmal so gelähmt, dass sie lieber gar nichts tun. Meine Bekannte hingegen ist ziemlich firm, was das Thema Notfallsituationen angeht, und konnte sogar einen klaren Kopf behalten, als sie selbst betroffen war. Und als die anderen Beteiligten gesehen hatten, dass man für das Stoppen einer Blutung keinen Schönheitspreis im Verbandwickeln gewinnen muss, sondern dass nur Druck auf der Wunde sein muss, erschien ihnen das Ganze schon gar nicht mehr so kompliziert wie zu Beginn. Sehr wahrscheinlich hat aber auch das besonnene Verhalten meiner Bekannten dazu beigetragen, dass die anderen Menschen im Zug auf ihre Anweisungen gehört haben. Sie wirkte ruhig und nicht panisch, allein das verändert die Stimmung bei ängstlichen Menschen enorm.

Wenn alle anderen in einer Notfallsituation herumstehen, wegsehen oder aufgeregt schnattern, dann sagt ihnen, was zu tun ist. Lasst sie einfache Handgriffe übernehmen und vor allem strahlt Ruhe aus. Auch das gehört zur mentalen und psychologischen Betreuung von beteiligten Menschen in einer Notfallsituation.

Wenn die Erinnerung quält

So, nun wisst ihr, wie ihr euch sowohl gut um die betroffene Person als auch um die anderen potenziellen Ersthelfer und Ersthelferinnen kümmern könnt. Was aber ist mit euch? Es kann leider vorkommen, dass ihr, nachdem Onkel Eberhard mit dem Stromschlag im Krankenhaus gelandet ist, nicht mehr gut schlafen könnt, weil ihr seinen zuckenden Körper einfach nicht aus dem Kopf bekommt. Und das vielleicht sogar, obwohl ihr wisst, dass er alles gut überstanden hat und es ihm den Umständen entsprechend wieder gut geht. In diesem Fall ist im ersten Schritt wichtig, dass ihr nicht versucht, das mit euch allein auszufechten. Sprecht mit Menschen eures Vertrauens über die Situation und darüber, dass sie euch belastet.

> *Klingen die Belastungssymptome nicht nach einiger Zeit von allein ab, ist euer Hausarzt auf jeden Fall die richtige Adresse, um weitere Hilfe zu bekommen.*

Eines ist klar: Ihr müsst da nicht allein durch! Ganz im Gegenteil – für Rettungskräfte gibt es für diese Fälle das sogenannte Debriefing. Das ist eine Art der Nachbesprechung nach besonders schweren Einsätzen, die von psychosozial geschulten Fachkräften geleitet wird und kurz nach einem möglicherweise traumatischen Erlebnis Betroffenen die Möglichkeit bietet, das Erlebte aufzuarbeiten. Also scheut auch ihr euch nicht, sollten euch die Erlebnisse nach einer Notfallsituation zu schaffen machen, selbst Hilfe in Anspruch zu nehmen. Das ist nicht nur vollkommen legitim, sondern absolut wichtig für eure Gesundheit.

✓

CHECKLISTE FÜR ERSTHELFER

Mentale Unterstützung in einer Notfallsituation

- Ruhe bewahren und ausstrahlen
- Erklären, was passiert ist und dass Hilfe unterwegs ist
- Sanfter Körperkontakt kann beruhigend wirken.
- Das Warten auf den Rettungsdienst durch Small Talk mit ruhiger und sanfter Stimme überbrücken
- Freundlich bleiben, egal wie die betroffene Person reagiert
- Klare Anweisungen an andere geben
- Bei quälenden Erinnerungen Hilfe zur Aufarbeitung in Anspruch nehmen

DINGE, DIE DAS LEBEN(-RETTEN) LEICHTER MACHEN

Mittlerweile wisst ihr ja genau, was zu tun ist, wenn ihr in eine Notfallsituation geratet. Und mal ehrlich – so schwer ist es doch nicht, oder? Deshalb erst einmal ein großes Kompliment an euch, weil ihr euren Teil dazu beitragen wollt, dass Deutschland zum besten Ersthelferland wird. Das ist nämlich nur möglich, wenn wir gemeinsam der Ersten Hilfe ihr Schreckenskostüm aus- und ein schlichtes Kleid anziehen. Denn Erste Hilfe kann jeder unkompliziert und effektiv leisten, wenn er oder sie die Notfallsituationen I bis III einordnen kann und weiß, was in welcher Situation zu tun ist. Und natürlich kann jeder seine Skills so weit ausbauen, wie er oder sie möchte – dem sind keine Grenzen gesetzt. Macht so viele Kurse und Weiterbildungen in diesem Bereich, wie ihr möchtet, das ist eine super Sache. Es geht mir nur darum, dass klar wird, dass niemand das tun muss, wenn er oder sie es nicht möchte, jeder aber trotzdem im Ernstfall helfen kann. So weit, so gut.

Einen Bereich des Themas haben wir allerdings noch gar nicht beleuchtet: Was, wenn ihr selbst einmal Hilfe benötigt? Oder anders formuliert: Könnt ihr als Privatpersonen irgendetwas tun, was die Ersthelfer und Rettungskräfte dabei unterstützt, euch zu helfen?

Die Antwort auf diese Frage ist ein eindeutiges Ja! Wenn ihr zum Beispiel bestimmte Allergien habt, dann ist das eine sehr wertvolle Information für die Behandlung durch das Rettungsteam. Nehmt ihr regelmäßig Medikamente, die Wechselwirkungen mit anderen Medikamenten auslösen können oder bestimmte Körperfunktionen beeinflussen, dann ist diese Information ebenfalls Gold wert und verhindert, dass die Rettungskräfte euch womöglich aus Unwissenheit etwas verabreichen, was euch schadet. Sofern ihr euch in einer Notfallsituation I befindet, also ansprechbar seid, ist das alles halb so wild – vorausgesetzt, ihr seid nicht so durch den Wind, dass ihr die relevanten Informationen nicht mehr herunterbeten könnt. Wir hatten zum Beispiel mal den Fall, dass wir die Angehörigen einer pflegebedürftigen Person nach den regelmäßigen Medikamenten fragten und die Antwort bekamen: »Ja, jeden Morgen nimmt sie diese eine große, weiße Pille mit der Rille in der Mitte, dann diese Kapsel mit der zweifarbigen Hülle und abends noch so eine andere. Die kennen Sie doch, oder?« Super, was nun? Sehr wahrscheinlich war bei diesen Medikamenten so etwas wie ein Herzmedikament, Blutverdünner oder etwas Ähnliches dabei, da wären die genauen Angaben wirklich hilfreich gewesen. Genauso wie zum Beispiel eine Patientenverfügung, in der festgelegt ist, ob und welche Reanimationstechniken angewendet werden dürfen und welche nicht. Es gibt also durchaus einige einfache Dinge, die den Rettungskräften die Arbeit erleichtern.

Medikationsplan, Arztbrief und Patientenverfügung

Wenn jemand regelmäßig bestimmte Medikamente nimmt, dann gibt es dafür normalerweise einen Plan vom Arzt. In erster Linie dient dieser Medikationsplan natürlich dazu, im Alltag jedes Medikament in der richtigen Dosierung und zum richtigen Zeitpunkt zu nehmen. Doch für die Rettungskräfte ist er ebenfalls eine tolle Hilfe, denn so sehen sie auf einen Blick, welche dauerhafte Medikation vorliegt, und können ihre Behandlung dementsprechend anpassen.

Das Gleiche gilt übrigens für den Arztbrief, in dem die aktuellen Erkrankungen und die derzeitige Behandlung dokumentiert sind, damit andere Ärzte oder eben auch der Rettungsdienst wissen, was der Stand der Dinge ist. Den Arztbrief gibt es vom behandelnden Arzt entweder als Papierdokument oder in digitaler Form. Diese beiden Dokumente sind im Notfall tatsächlich sehr nützlich, denn sie enthalten wertvolle Informationen, damit die Rettungskräfte gezielter versorgen, Wechselwirkungen vermeiden und den Zustand der betroffenen Person besser einordnen und einschätzen können. Das Ganze funktioniert aber leider nur, wenn die Dokumente im Notfall auch griffbereit sind. Wohin also mit dem Papierkram? Ein perfekter Ort ist der Kühlschrank oder besser gesagt die Außenseite der Kühlschranktür. Dort können die Dokumente zumindest als Kopien mit einem Magneten angepinnt sein und dem Rettungsdienst dann übergeben werden, wenn er eintrifft. Versteht mich nicht falsch – es geht hierbei nicht darum, dass ihr eine Liste führen sollt, wenn ihr dreimal im Jahr eine Kopfschmerztablette, zweimal Hustensaft und einmal etwas gegen Erbrechen nehmt. Es ist auch nicht wichtig, dass dort der Arztbericht vom gebrochenen Bein aus dem Skiurlaub von 2015 hängt. Was ich meine, ist, dass dort schwere oder chronische Erkrankungen wie zum Beispiel eine Herz-Kreislauf-Erkrankung, eine Erkrankung des Nerven-, des Immunsystems oder der Atemwege, hochgradige Allergien oder Krebserkrankungen festgehalten sein sollten. Denn selbst wenn Angehörige den Rettungsdienst rufen, heißt das ja nicht, dass sie über euren Gesundheitszustand genau Bescheid wissen oder in dieser Stresssituation wirklich alle Fakten aus dem Effeff herunterbeten können, ohne vielleicht den Blutverdünner zu vergessen oder die Allergie gegen Penicillin.

Wie oft das wohl vorkommt, fragt ihr euch? Öfter, als man denkt!

Gerade als dieses Kapitel in der Entstehung war, kam ich im Einsatz genau in so eine Situation. Eine Frau, die sich um ihre schwer pflegebedürftige Mutter kümmerte, rief die 112. Auf dem Weg zum Einsatzort warnte mich mein Kollege bereits vor, in welchem Zustand die betroffene Person sehr wahrscheinlich sein würde. Denn der Kollege war in der Vergangenheit schon zweimal dort gewesen. Das war von Vorteil, dadurch wusste er über die diversen Erkrankungen der Dame einigermaßen Bescheid und erklärte mir, dass sie unter anderem an Multipler Sklerose im fortgeschrittenen Stadium, einer Herz-Kreislauf-Erkrankung sowie weiteren schweren und mittelschweren Krankheiten litt, diverse Krankenhausaufenthalte hinter sich hatte und das eine oder andere Medikament nahm. Vor Ort angekommen, fragten wir die Tochter nach dem Arztbrief. Der war leider nicht da, weil er gerade zum Aktualisieren beim Hausarzt lag. Schade, Schokolade, der wäre echt wichtig gewesen. Denn so wirklich detailliert konnte die Tochter uns nicht berichten, wie der aktuelle Gesundheitszustand ihrer Mutter war. Und das nicht etwa, weil sie sich nicht gut kümmerte – ganz im Gegenteil! Sie als Laiin konnte diese relevanten Informationen einfach nicht so abspeichern und wiedergeben, wie es für uns als Rettungsteam wichtig gewesen wäre. Und natürlich war es auch schwierig, an alle Fachbegriffe und Feinheiten zu denken, weil sie gerade akute Angst um ihre Mutter hatte. Deshalb war der Arztbrief ja gerade beim Hausarzt, sie hatte ihn auf den neuesten Stand bringen lassen wollen. Und jetzt wisst ihr, warum ich vorhin empfohlen habe, eine Kopie an den Kühlschrank zu pinnen. Der Notfall-Ordner, der in der Regel eine Sammlung loser Dokumente enthält und irgendwo im ersten Stock des Hauses steht, den findet man in einer Notfallsituation meistens nicht. Und dummerweise liegt in diesem Ordner oft die Patientenverfügung – dort ist sie aber für die Rettungskräfte nicht hilfreich. Hat die betroffene Person zum Beispiel festgelegt, dass sie nicht reanimiert werden will, wir wissen das aber nicht, da die Verfügung nicht griffbereit ist, starten wir in einer Notfallsituation III mit der Herzdruckmassage. Deshalb, auch wenn dieses Thema schwierig ist: Wenn es eine Patientenverfügung gibt, dann lasst euch erklären, wo ihr die findet, und hängt eine entsprechende Notiz dazu ebenfalls an den Kühlschrank.

Zugegeben, Einrichtungsprofis und Deko-Queens schlagen bei dem Gedanken an diese Kühlschrankdeko höchstwahrscheinlich die Hände über dem Kopf zusammen, aber im Notfall können diese Dokumente dazu beitragen, Leben zu retten.

Die Notfalldose

Um die sogenannte Notfalldose zu erklären, gehen wir noch einmal zurück zum Kühlschrank. In der Apotheke oder im Internet gibt es für wenige Euros eine sogenannte Notfalldose zu kaufen. Dabei handelt es sich um eine grünweiße Dose mit Schraubdeckel, in der ein Notfallblatt aufbewahrt wird, auf dem lebenswichtige Informationen wie zum Beispiel Blutgruppe, Unverträglichkeiten, also Allergien, bestehende Erkrankungen und die Medikation kurz und knapp eingetragen werden können. Das wirklich Clevere daran ist allerdings, dass die Dose in die Tür eures Kühlschrankes kommt und dort aufbewahrt wird. Dazu gibt es noch zwei Aufkleber, die an die Wohnungs- oder

Haustür geklebt werden. Auf diesen Aufklebern ist ein Zeichen für die Rettungskräfte abgebildet, damit sie wissen, dass in diesem Haushalt eine Notfalldose vorhanden ist. Treffen die Rettungskräfte nach einem Notruf am Einsatzort ein, sehen sie gleich beim Betreten der Wohnung das Zeichen für die Notfalldose, können sie aus dem Kühlschrank holen und haben ruck, zuck die wichtigsten Infos zur Hand. Und falls dann noch der Medikationsplan sowie der letzte Arztbrief als Kopie am Kühlschrank baumeln, dann ist das wie ein Sechser im Lotto für Rettungskräfte.

Notfallausweis und Notfallkarte

Erinnert ihr euch noch an euren Brustbeutel aus Grundschulzeiten – der zwar vom Muster exakt zum Ranzen passte, allerdings bei den meisten Kindern meiner Generation weniger als Aufbewahrungsort fürs Taschengeld diente, sondern eher als eine Art Hundemarke für laufende Meter auf dem Schulweg? Da steckte nämlich in einem Sichtfach ein kleines Dokument drin, in das Mama und Papa die Adresse, Telefonnummer sowie natürlich den vollen Namen von Klein-Lüder eingetragen hatten. Ganz ähnlich funktionieren der Notfallausweis und die Notfallkarte – mit dem Unterschied, dass mehr Daten als nur die Anschrift eingetragen werden können und dass es sie in verschiedenen Ausführungen gibt: Ihr könnt euch das vorgefertigte Dokument für den Notfallausweis zum Beispiel bei einigen gesetzlichen Krankenkassen kostenfrei aus dem Internet herunterladen, ausdrucken, ausfüllen und in der Geldbörse bei euch tragen.

Die Notfallkarte könnt ihr in Apotheken kaufen. Sie kann in Form eines Schlüsselanhängers, auf dem die wichtigsten Infos eingraviert sind, zum Einsatz kommen oder aber als eine Art EC-Karte mit QR-Code zum Scannen. Auf der Notfallkarte selbst stehen dann Name, Unverträglichkeiten und ein Notfallkontakt, damit diese Infos für die Rettungskräfte sofort zugänglich sind. Scannt das Rettungsteam den QR-Code ein, erhält es darüber hinaus detaillierte Informationen zu Medikamenten, chronischen und aktuellen Erkrankungen sowie weiteren Allergien.

Wichtig auch hier wieder: So sinnvoll Notfallausweis und Notfallkarte sind, richtig hilfreich sind sie nur, wenn Angehörige oder der Rettungsdienst sie auch finden können. Deshalb ab damit ins Portemonnaie.

Mobiltelefon, Brieftasche und Co

Wenn ihr es ganz simpel haben wollt, könnt ihr eure Daten für den Notfall auch einfach auf einen Zettel schreiben und diesen in der Brieftasche aufbewahren. Habt ihr einen Blutspende- oder Organspendeausweis, sind die sowieso im Portemonnaie dabei. Dazu könnt ihr dann noch einen Zettel mit Allergien und eurem Notfallkontakt oder eben die Notfallkarte, über die wir gerade gesprochen haben, in die Brieftasche legen.

Darüber hinaus gibt es die Möglichkeit, diese lebenswichtigen Daten auf der Oberfläche eures Handys zu speichern, und zwar so, dass das Handy nicht erst entsperrt werden muss, um an die Informationen zu kommen. Bei Apple-Geräten funktioniert das über die »Health-App«, bei Android-Geräten über »Einstellungen« und dann im Menüpunkt »Sicherheit und Notfall«. Es lohnt sich durchaus, einmal einen verregneten Sonntag zu nutzen, um sich mit diesen Funktionen auseinanderzusetzen und die Daten einzugeben. Denn mal ehrlich, in Zeiten des digitalen Bezahlens haben wir ja oft nicht einmal ein Portemonnaie dabei, das Smartphone allerdings eigentlich immer. Scheut euch nicht, es lohnt sich!

Ihr seht, für die eigene Sicherheit in einer Notfallsituation lässt sich super vorsorgen. Und das ist in keiner Weise albern oder nur etwas für Grundschulkinder oder Greise! Ganz im Gegenteil, beim Vielseitigkeitsreiten sind sogenannte Medical Cards sogar Pflicht bei Wettkämpfen und werden in einer Schutzhülle am Arm der Reiter befestigt. Damit eben schnell und effektiv geholfen werden kann, falls etwas schiefgeht. Und das ist absolut sinnvoll, wie ich finde! Warum also nicht auch als Radfahrer, Fußgänger oder im Auto diese Daten parat haben? Niemand kann schließlich wissen, wann und was einem passiert. Oder glaubt ihr, Günther hatte den Duschunfall mit der Shampooflasche so geplant?

Dasselbe gilt für die eigenen vier Wände, denn die meisten Unfälle passieren im Haushalt, wie ja allgemein bekannt ist. Und aus eigener Erfahrung als Notarzt kann ich nur sagen, dass wir uns als Kollegen im Geheimen jedes Mal vor Freude abklatschen, wenn eine Person für sich selbst oder für die Angehörigen diese Infos parat hat.

In manchen Fällen kann es auch ratsam sein, dass das Umfeld über Besonderheiten informiert ist: Eine Bekannte von mir hatte als Studentin zum Beispiel eine Thrombose und musste daher eine Zeit lang Blutverdünner spritzen. Immer, wenn sie in dieser Zeit mit Freunden unterwegs war, hat sie den Menschen um sich herum diese Information mitgeteilt – nur, falls sie sich irgendwie verletzen sollte. Nicht, dass das dauernd vorkam, aber sie wusste, dass sie im Ernstfall aufgrund der Blutverdünner deutlich stärker bluten würde als normal. Und damit war auch klar, dass man bei ihr noch schneller versuchen musste, die Blutung zu stoppen, indem man etwas auf die Wunde drückte oder einen straffen Druckverband anlegte.

Vorsorge ist überhaupt nicht schwer, kann aber im Notfall die Arbeit der Ersthelfer und der Rettungskräfte um ein Vielfaches erleichtern beziehungsweise dafür sorgen, dass gezielter und damit effektiver gehandelt werden kann. Nehmt euch einfach mal Zeit und überlegt, welche der beschriebenen Tools für euch und eure Angehörigen infrage kommen, und setzt euch mit ihnen auseinander. Bis ihr das Richtige für euch gewählt habt, könnt ihr eine Kopie des Notfallausweises, den ich euch hier bereitstelle, nutzen und ausfüllen (Anhang, Seite 157). Am besten macht ihr das für euch selbst und gleich auch für all eure Lieblingsmenschen. Dann kommt das Ding ins Portemonnaie und schon habt ihr den Rettungskräften im Ernstfall ein großes Stück geholfen.

8

Geschichten aus dem Rettungs-dienst

DAS GEHIRN LIEBT ROUTINE

Zum Schluss möchte ich euch auf eine kleine Reise »behind the scenes« des Rettungsdienstes mitnehmen, damit ihr mal einen Eindruck davon erhaltet. Was passiert eigentlich, wenn wir im Einsatz bei euch vor Ort ankommen? Was für Situationen erleben wir und wie gehen wir vor, wenn wir den Patienten übernommen haben?

Als Notarzt werde ich oft gefragt: »Sieht man da nicht nur furchtbare Sachen?« Ja, natürlich sieht man die. Und selbstverständlich war ich gerade in meiner Anfangszeit jedes Mal furchtbar aufgeregt, wenn es zum nächsten Einsatz ging. Denn auch Menschen, die im Rettungsdienst arbeiten, sind einfach nur Menschen, die bei neuen Herausforderungen durchaus in Stress geraten können. Deshalb konnte ich anfangs in den Nachtdiensten kein Auge zumachen und habe alle fünf Minuten auf den Pieper geguckt, weil der doch bestimmt gleich losgehen würde. Aber mit der Zeit entwickelt man selbst als Notarzt Routine und das ist ganz wichtig, so wie in jedem Job.

» Wir Menschen oder besser gesagt unser Gehirn liebt Routinen.

Erfahrung und Routine geben uns Sicherheit, weil wir wissen, was auf uns zukommt, und sich damit das Risiko für Fehler, Unvorhergesehenes oder Gefahren minimiert. Und genau das ist es, was unser Gehirn gernhat. Führen wir zum Beispiel bestimmte Handlungsabläufe zum 1000. Mal durch, sind sie weit weniger stressig als beim ersten Mal. Deshalb verlassen manche Menschen im Alltag so ungern ihre Komfortzone – sie gibt Sicherheit und heißt schließlich nicht umsonst Komfortzone. Denn dort ist es so unglaublich bequem und kuschelig. Hat man es aber mit etwas Neuem zu tun, zum Beispiel dem ersten Herzinfarkt im Rettungsdienst, dann ist einem als Notarzt klar, dass es sich um eine lebensbedrohliche Situation handelt und man jetzt echt performen muss. Beim 500. Herzinfarkt sitzen die Abläufe schon viel sicherer und damit sinkt auch das Stresslevel. So, und beim 1000. Herzinfarkt ist das Ganze mental noch mal ein großes Stück entspannter, nicht weil die Situation als weniger lebensbedrohlich eingeschätzt oder als Lappalie abgetan würde, sondern weil die ständige Wiederholung dieser Notfallsituation dafür gesorgt hat, dass die Versorgung eines Herzinfarktes sozusagen Teil der Notarzt-Komfortzone geworden ist. So funktioniert das nämlich mit der Komfortzone, übrigens auch im privaten Alltag: Je öfter man sie verlasst und überwindet, desto größer wird sie und auf einmal gehören Dinge zum Alltäglichen, die einen vor einiger Zeit noch vor eine riesige Herausforderung gestellt hätten

Das gilt für Rettungskräfte und ebenso für euch als Ersthelfer: Auch wenn medial oft der Eindruck erweckt wird, als würde niemand in einer Notfallsituation helfen wollen, jeder nur weggucken, sich nicht zuständig fühlen oder lieber mit dem Handy filmen – in der Realität sind es die Ängste, etwas Falsches zu tun, die Menschen davon abhalten zu helfen und damit ihre Komfortzone zu verlassen. Je mehr ihr euch also mit dem Thema Erste Hilfe auseinandersetzt und je öfter ihr bestimmte Handgriffe wie etwa die Herzdruckmassage zu Hause an einem Sofakissen oder in einem Kurs übt, desto souveräner werdet ihr.

WENN ERSTHELFER ÜBER SICH HINAUSWACHSEN

So sinnvoll es ist, Routinen aufzubauen und bestimmte Handlungsweisen einzuüben, so erleben wir als Rettungskräfte auch oft, dass Menschen ganz unvorbereitet in eine Situation geraten und sich trotzdem als großartige Ersthelfer erweisen.

„Leute können oft viel mehr bei einem Notfall leisten, als sie glauben.“

Wir sind zum Beispiel einmal zu einem gestürzten Radfahrer gerufen worden, der sich den Arm gebrochen und eine Kopfplatzwunde hatte, die relativ stark blutete. Sein Kumpel, der mit ihm unterwegs gewesen war, hatte die 112 gewählt. Als wir dort ankamen, hockte er bei dem Verletzten auf dem Boden und uns bot sich eine glasklare Notfallsituation I: eine Person bei Bewusstsein und mit einem fetten medizinischen Problem. Der Patient lehnte sitzend an einer Hauswand, sein Rad lag irgendwo am Radweg und der unverletzte Kumpel hatte sein T-Shirt aus der Sporttasche genutzt, um es auf die blutende Kopfplatzwunde zu drücken. Der Freund hatte also instinktiv richtig gehandelt und den Verletzten aus der Gefahrenzone, also vom Radweg weg, gebracht, ihn in einer für ihn angenehmen Position belassen, die 112 gewählt und sein Bestes gegeben, um die Blutung zu stoppen – ganz ohne Erste-Hilfe-Kasten, Mullbinden oder komplizierte Wickeltechnik, sondern einfach mit dem Sportshirt, das griffbereit war.

Und so hockte er etwas unbequem neben seinem Freund, drückte das Shirt auf die blutende Stelle am Kopf und sprach ganz ruhig mit ihm. Uns erzählte er schließlich kurz und knapp, was passiert war, dann übernahmen wir den Patienten. Bis dieser so weit versorgt war, dass wir ihn mit der Trage in den Rettungswagen schieben konnten, unterstützte uns der helfende Kumpel so perfekt, wie es schöner in keinem Ratgeber beschrieben werden könnte. Als sein Freund im Rettungswagen war, guckte der Ersthelfer auf einmal ganz komisch, murmelte: »Und das, obwohl ich doch eigentlich gar kein Blut sehen kann!«, und kollabierte. So kann es auch gehen – eigentlich war diese Situation überhaupt nichts für seine Nerven, aber weil ihm klar war, dass sein Kumpel dringend Hilfe brauchte und niemand sonst zur Verfügung stand, ließen sein Verantwortungsgefühl und das Adrenalin, das in Stresssituationen gern mal einschießt, ihn zum Muster-Ersthelfer werden. Als er dann aus der Verantwortung raus war, zack, Stressabfall und kurzzeitiges Systemversagen. Doch keine Panik, er war superschnell wieder bei Bewusstsein und gleich wieder fit.

Ich finde, das ist ein schönes Beispiel dafür, was man leisten kann, auch wenn man denkt, man würde das nicht schaffen. Ich garantiere euch, wenn ihr in eine Notfallsituation kommt, dann könnt ihr handeln. Meistens wachsen die Menschen in solchen Situationen tatsächlich über sich hinaus. Das Gehirn blendet einfach aus, dass man normalerweise umkippt, wenn man Blut sieht, oder dass man selbst spucken muss, wenn jemand sich übergibt.

In Notfallsituationen können viele Leute weit über das hinausgehen, was sie sich selbst zutrauen. Und das ist eigentlich eine echt tolle Sache.

EINSÄTZE, DIE UNTER DIE HAUT GEHEN

Eine Sache, die mich, obwohl ich es häufig erlebt habe, bis heute mitnimmt, ist, wenn ich bei einem Einsatz sehen muss, wie furchtbar manche Menschen leben beziehungsweise aufgrund verschiedenster Umstände leben müssen. Da gibt es wunderschöne Häuser, an denen ich schon als Kind unzählige Male mit dem Rad vorbeigefahren bin. Dann werde ich heute als Notarzt dorthin gerufen, und in der Küche steht ein Herd mit vier Töpfen, aus denen der Schimmel heraus bis auf den Boden wächst. Oder aber wir müssen uns erst durch 40 000 leere Katzenfutterdosen und alte Spinnweben zum Patienten arbeiten. Ich habe Vermieter kennengelernt, die aufgrund einer Notfallsituation ihrer Mieter die Wohnung seit Jahren das erste Mal wieder betreten haben und einfach nur fassungslos waren.

Natürlich stehen für uns Rettungskräfte selbst in solchen Situationen der medizinische Notfall und die Versorgung des Patienten immer im Vordergrund. Das bedeutet aber nicht, dass diese Bilder spurlos an uns vorübergehen. Und man fragt sich dann schon: »Wie kann das sein, dass Menschen offensichtlich völlig unbemerkt in ihren Wohnungen so verwahrlosen und nicht mal Nachbarn, die durchaus sehr neugierig sein können, etwas davon mitbekommen?« Vielleicht sollten wir alle in dieser Hinsicht ein bisschen aufmerksamer sein.

Zu den Notfallsituationen, die mich auch nach so vielen Jahren immer länger beschäftigen, gehören Suizidversuche. Wir wurden beispielsweise einmal zu einem Notfall gerufen, bei dem die Meldung der Leitstelle lautete: »Ein Patient mit Luftnot und sehr starkem Husten.« Okay, denkt man da im ersten

Moment, Luftnot ist nie super, den Husten schauen wir uns erst einmal an. Als wir dort ankamen, haben wir einen 45-jährigen Patienten vorgefunden, der versucht hatte, sich das Leben zu nehmen. Dafür hatte er bei seinem Auto die Rücksitzbank umgeklappt und auf diese Fläche zwei 5-Euro-Grills aus dem Baumarkt mit brennender Kohle gestellt. Damit niemand außer ihm zu Schaden kam, hatte er von innen tatsächlich Schilder in die Scheiben geklebt, mit der Aufschrift: »Achtung, Lebensgefahr. Kohlenmonoxidvergiftung.« Dann hatte er alle Türen und Fenster des Autos geschlossen und sich auf den Fahrersitz gesetzt. Weil er aber nicht lange genug gewartet hatte, bis die Kohle nur noch glühte, sondern sich gleich nach dem Anzünden der Grills hineingesetzt hatte, fing der Patient erst einmal an zu husten. Als das Husten immer schlimmer wurde, er aber noch bei Bewusstsein war, griffen die natürlichen Reflexe des Körpers und er verließ das Auto und rief sogar selbst die 112.

Das Gute war, dass der Patient nach unserem Eintreffen noch ansprechbar war und uns genau erzählen konnte, was passiert war. Während wir mit ihm sprachen, kam seine Mutter und fing an, ihren Sohn wüst zu beschimpfen. Sie warf ihm vor, dass er ein Verlierer und selbst zu blöd sei, sich das Leben zu nehmen.

Puh, ganz ehrlich, das war schon hart! Im Rettungswagen konnten wir mit einem speziellen Sättigungsclip am Finger des Patienten tatsächlich einen hohen Kohlenmonoxidgehalt im Blut messen. Dieses geruchlose Gas bildet sich bei unvollständiger Verbrennung, die Grills hatten also ihren Zweck in der Tat fast erfüllt. Und weil Kohlenmonoxid sich 300-mal stärker an das Hämoglobin, also an die roten Blutkörperchen, im Blut bindet als Sauerstoff, reicht es in diesen Fällen oft nicht, dem Patienten »nur« Sauerstoff zu geben. Also sind wir mit dem Patienten, der dann doch noch weitere Symptome einer Kohlenmonoxidvergiftung wie Kopfschmerzen, Übelkeit und ein Gefühl von Luftnot entwickelte, zu einer sogenannten Druckkammer gefahren, in die auch Taucher gebracht werden, wenn sie zu schnell auftauchen. In dieser Druckkammer wird ein zwei- bis viermal höherer Druck als in der normalen Umgebung erzeugt und der Patient bekommt zusätzlich über eine Maske

Sauerstoff zugeführt. Damit kann das Kohlenmonoxid deutlich schneller vom Hämoglobin verdrängt werden als bei normalem Umgebungsdruck. Letztendlich hat der Mann das alles wunderbar überstanden. Körperlich zumindest, die Beweggründe für seinen Selbstmordversuch waren damit aber wahrscheinlich nicht aus der Welt geschafft. Und so etwas lässt auch routinierte Rettungskräfte niemals kalt.

GEFAHREN UND NUTZEN VON UNTERKÜHLUNG

Notfallsituationen, denen wir häufig begegnen und die übel enden können, sind starke Unterkühlungen. Wenn zum Beispiel jemand mal wieder nicht auf den Radiohinweis gehört und nach dem ersten Dauerfrost versucht hat, die viel zu dünne Eisschicht der Alster als Fußweg zu nutzen, um den Arbeitsweg zu verkürzen, und dann im eiskalten Wasser baden gegangen ist.

Ist ein Körper unterkühlt, äußert sich das zunächst durch Kältezittern, womit sich der Körper gegen das Abkühlen wehrt. Fällt die Körpertemperatur weiter ab, wird die betroffene Person teilnahmslos, schläfrig und die Atmung wird langsamer. Irgendwann hört das Kältezittern schließlich auf und es tritt genau das Gegenteil ein, nämlich eine Muskelstarre. Anschließend kann es zur Bewusstlosigkeit und im schlimmsten Fall sogar zu Atem- und Kreislaufstillstand kommen. Deshalb noch einmal der klare Hinweis: Es werden nur Eisflächen von natürlichen Gewässern betreten, die auch offiziell freigegeben wurden. Ansonsten gibt's die Eishalle, um Pirouetten zu üben!

Allerdings gibt es auch Momente, da kann ein unterkühlter Körper in einer Notfallsituation von Vorteil sein. Falls das Herz stehen bleibt, zum Beispiel. »Hä, ist das nicht ein Widerspruch, wenn ein Herzstillstand auch die Folge einer Unterkühlung sein kann?«, denkt ihr jetzt vielleicht. Nein, ist es nicht, lasst mich die Sache kurz erklären: Steht das Herz still, beginnt ein Wettlauf mit der Zeit. Das ist uns allen klar. Und wie ihr bereits wisst, fließt das Blut bei einem Herzstillstand nicht mehr in den Gefäßen, wodurch die Organe keinen Sauerstoff erhalten und Zellen absterben. So, und während Muskelzellen ganz gut mit einem Sauerstoffmangel umgehen können, sind Hirnzellen da sehr empfindlich und damit auch die Zellen, die am ehesten unwiederbringlich untergehen. Aus diesem Grund ist es ja so wichtig, möglichst schnell mit der Herzdruckmassage zu beginnen und damit den Restsauerstoff in den Gefäßen zum Gehirn zu transportieren. Ist ein Körper, also die Zellen, bei Unterkühlung nun deutlich kälter als die normalen 37 Grad Celsius, dann sieht die Sache etwas anders aus: Prinzipiell gilt nämlich: Je kühler eine Zelle ist, desto langsamer läuft der Zellstoffwechsel ab, wodurch auch die Sauerstoffmangeltoleranz, das heißt die Zeit, die eine Zelle – besonders die wichtige Hirnzelle – ohne Sauerstoff überleben kann, steigt. Das ist übrigens auch der Grund, warum wir Milch in den Kühlschrank stellen. Durch die niedrigen Temperaturen laufen bestimmte biologische Prozesse in der Milch deutlich langsamer ab als bei Zimmertemperatur, die Milch hält einfach länger. Außerdem weil kalte Milch tausendmal besser schmeckt als körperwarme.

Um euch einmal zu zeigen, welche Art der Unterkühlung man tatsächlich unbeschadet, also ohne neurologische Schäden, überleben kann, kommen jetzt drei wirklich spektakuläre Beispiele dafür. Bei diesen Fällen war ich nicht live dabei, aber sie sind wissenschaftlich korrekt dokumentiert worden und belegen, dass es immer wieder scheinbar aussichtslose Fälle gibt, die richtig, richtig gut ausgehen, auch wenn nicht jeder eine vergleichbare Situation überstehen würde.

65 Minuten unter Wasser

Stellt euch folgendes Szenario vor: Es ist Winter, ein sechsjähriger Junge spielt an einem Gebirgsbach und stürzt unglücklicherweise kopfüber ins Wasser. Der absolute Horror. Und damit nicht genug, er wird so schnell von dem Wasser mitgerissen, dass es erst 65 Minuten, also über eine Stunde, später gelingt, ihn 6,5 Kilometer flussabwärts aus dem Wasser zu ziehen. Zu diesem Zeitpunkt beträgt seine Körpertemperatur nur noch 16,4 Grad Celsius. Er wird sofort mit dem Rettungshubschrauber unter Reanimationsbedingungen in die Klinik geflogen und an eine Herzlungenmaschine angeschlossen. Mit der Herzlungenmaschine, die, wie der Name schon sagt, die Funktionen von Herz und Lunge übernimmt, wird der Junge langsam aufgewärmt, bis das Herz des Kindes wieder selbst schlagen kann. Zehn Monate nach dem Unfall ist das Kind ohne jede Einschränkung wieder so fit wie vor dem Unfall.

Körpertemperatur auf dem Minimum

Eine schwedische Ärztin namens Anna war nach einem Skiunfall in Norwegen bereits etwa drei Stunden aufgrund starker Unterkühlung klinisch tot, ehe sie ohne bleibende Schäden reanimiert werden konnte. Und nein, es ist kein Drehbuch aus Hollywood, was jetzt kommt, das ist wirklich wahr: Die Ärztin kam von der Piste ab, stürzte kopfüber in einen zugefrorenen Eisbach und geriet unter die Eisdecke, wo ihr Körper zwischen zwei Felsen eingeklemmt wurde. Und wie euch wahrscheinlich klar ist, ist die Eisdecke von einem norwegischen Bach durchaus eine ganz andere Nummer als die pergamentpapierdicke Eisschicht auf der Hamburger Binnenalster. Stellt euch das mal vor, ihr fliegt von der Piste in das eisige Wasser und, schwupps, klemmt ihr zwischen zwei Felsen unter superdickem Eis. Na, bravo! Obwohl Anna in einer Luftblase zwischen Eis und Wasser atmen konnte, konnte sie sich eben nicht befreien. Von außen konnten ihre Begleiter ebenfalls nichts tun, weil es ihnen nicht gelang, die etwa 20 Zentimeter dicke Eisschicht zu durchbrechen. Was sie allerdings machen konnten und auch taten, war, den Notruf abzusetzen. Leider ist es mit den Rettungswegen in Skandinavien so, dass sie in der Regel ordentlich lang sind, was in diesem Fall hieß, dass die Rettungskräfte erst über eine Stunde später vor Ort eintrafen, um das Eis aufzusägen. Da war die Frau bereits seit etwa 40 Minuten bewusstlos und insgesamt rund 80 Minuten unter der Eisdecke im kalten Wasser. Sie wurde, wie auch der Junge aus unserem ersten Beispiel, mit dem Rettungshubschrauber unter Reanimationsmaßnahmen von der Unfallstelle übernommen und in die Uniklinik Tromsø gebracht. Zu diesem Zeitpunkt betrug ihre Körpertemperatur nur noch 14,4 Grad Celsius, ihre Pupillen waren starr und es waren weder Herztätigkeit noch Hirnströme feststellbar. Damit war sie klinisch tot. Trotzdem wurden in der Klinik umfangreiche intensivmedizinische Maßnahmen eingeleitet. Diese Maßnahmen jetzt alle zu erklären, würde eine Doktorarbeit ergeben, daher nur kurz: Die Profis taten alles, was möglich und unmöglich war, sodass die schwedische Ärztin etwa neun Tage nach ihrem Unfall wieder zu Bewusstsein kam und sich in den folgenden Wochen komplett erholte.

Man weiß mittlerweile, dass für diese erfolgreiche Reanimation und das Ausbleiben von Hirn- oder anderen schweren Körperschäden trotz des langen Kreislaufausfalls vor allem die schnelle Abkühlung des Gehirns bei noch funktionierendem Kreislauf und die langsam durchgeführte Wiedererwärmung des Körpers verantwortlich waren. Na ja, und natürlich haben auch die kompetente medizinische Erstversorgung am Unfallort sowie die Betreuung im Rettungshubschrauber durch ein entsprechend ausgerüstetes Team geholfen, das Annas Körper während des Fluges nicht erwärmte, sondern weiter kühlte.

Sechseinhalb Stunden Herzdruckmassage

Allein bei dem Gedanken an eine mehrstündige Reanimation mittels konventioneller Herzdruckmassage tun mir schon die Arme weh. Und die berechtigte Frage ist natürlich: Selbst wenn das Herz irgendwann wieder anfängt zu schlagen, ist der Hirnschaden dann nicht schon zu groß? Also macht das so lange überhaupt Sinn?

Trotz der langen Dauer kann die Wiederbelebung bei einer unterkühlten Person tatsächlich immer noch erfolgreich sein, wie ein anderer Fall aus Norwegen zeigt: Ein stark alkoholisierter Mann hatte in den verschneiten Wäldern von Norwegen plötzlich einen Kreislaufstillstand. Er fiel in den Schnee, der ihn in kurzer Zeit weit unter die normale Körpertemperatur runtergekühlt hat, und wurde mittels einer in der Summe sechseinhalb Stunden andauernden konventionellen Herzlungenwiederbelebung reanimiert. Die Wiedererwärmung erfolgte mit Beuteln, die mit warmem Wasser gefüllt und auf den Patienten gelegt wurden. Außerdem bekam der Mann warme Infusionen und Körperspülungen mit warmem Wasser. Auch dieser Patient hat die lange Zeit des Herzstillstands abgesehen von ein paar gebrochenen Rippen unbeschadet überstanden, obwohl er nicht an eine Herzlungenmaschine angeschlossen, sondern »nur« konventionelle Herzdruckmassage durchgeführt wurde.

Es lohnt sich also immer, mit Erste-Hilfe-Maßnahmen zu starten, selbst wenn es eigentlich so aussieht, als wäre alles vergebens. Seid ihr euch also nicht sicher, dann entscheidet euch im Zweifel stets fürs Handeln. Natürlich gibt es auch Fälle, die eindeutig hoffnungslos sind, falls etwa Kopf und Körper nicht mehr miteinander verbunden sind, aber in so eine Situation werdet ihr sehr, sehr, sehr wahrscheinlich nicht geraten. Zumindest nicht in diesem Leben.

ES MUSS NICHT IMMER TRAGISCH SEIN

So, nach diesen drei unglaublichen Geschichten kommen wir abschließend noch zu zwei weiteren Storys aus meinem Leben als Notarzt. Die sind zwar bei Weitem nicht so spektakulär, haben dafür aber deutlich mehr Komik und sogar ein bisschen Romantik zu bieten.

Erst einmal Kartoffeln schippen

Vor ein paar Jahren wurden wir zu einem Notfall gerufen, bei dem ein Kartoffel-Transporter von der Fahrbahn abgekommen und in den Graben gerutscht war. Und das mit ordentlich Schwung. Dabei war die Ladung nach vorne gerollt, sodass der Fahrer im Fahrerhaus unter unzähligen Kartoffeln begraben war und nicht ohne Hilfe aus dem Fahrzeug kam. Was haben wir vom Rettungsteam also als Erstes gemacht? Genau, wir haben Kartoffeln geschaufelt, geworfen und geschleppt. Ihr könnt euch gar nicht vorstellen, wie viele Knollen in so ein Lkw-Fahrerhaus passen. Während wir den Fahrer freischaufelten, wurde ziemlich zügig klar, dass er bei Bewusstsein war, aber festklemmte, also eine Notfallsituation I, bei der wir das Problem noch nicht im Detail erkennen konnten. Nach und nach wurden die Kartoffeln weniger, die Arme schlapper und der Zugang zum Patienten freier. Als wir ihn dann endlich aus seiner misslichen Lage befreien konnten, stellten wir fest, dass es ihm so weit gut ging. Allerdings brachten wir ihn aus versicherungstechnischen Gründen und als Vorsichtsmaßnahme erst einmal ins Krankenhaus. Nach etwa 20 Minuten verließ der Fahrer quietschfidel die Klinik. Sein Hauptproblem war im Grunde, dass er noch ziemlich stark nach Kartoffeln roch. Im Gegensatz dazu erlebten wir Rettungskräfte am nächsten Morgen eine böse Überraschung. Wir waren nämlich alle vom Kartoffelschippen so etwas von flügellahm, dass selbst das Halten der Kaffeetasse eine Herausforderung war. Na ja, und wir waren uns einig, dass das Schaufeln auch ein gutes Training für die nächste Reanimation gewesen war.

Und, wie habt ihr euch kennengelernt?

Ähnlich wie bei unserem Günther wurden wir einmal zu einem Einsatz ins Schwimmbad gerufen. Allerdings ging es in diesem Fall nicht um eine kaputte Hüfte und eine verschwundene Shampooflasche in der Herrendusche, sondern um eine aufgeklappte Geheimratsecke im Freibad. Es war Sommer, das Thermometer zeigte herrliche 27 Grad an und ein Mann, etwa Mitte oder Ende 30, dachte, er könne die Halbstarken im Freibad nach Feierabend noch schnell so richtig beeindrucken. Gedacht, getan – rein in die Badehose und rauf auf den Startblock. Natürlich nach einem ausgiebigen Bad im Anti-Fußpilz-Becken. Vom Startblock aus wollte der Mann mit einem Kopfsprung elegant wie ein Delfin ins Wasser gleiten, um dann seine geplanten drei Bahnen durchzuziehen, bevor er sich seine wohlverdienten Pommes genehmigen konnte. Aber so ein einfacher Kopfsprung, den kann ja jeder, einen Seemannsköpper hingegen, den nicht. Im Grunde ist das ein stinknormaler Kopfsprung, nur dass die Arme dabei eng am Körper liegen und nicht über den Kopf gestreckt werden. Also eigentlich nichts Spektakuläres. Bei unserem übermütigen Helden lief das Ganze leider nicht nach Plan und er tauchte nicht sanft ins Wasser, sondern touchierte mit der Stirn den Beckenboden. Als er wieder auftauchte, war eine seiner Geheimratsecken wie aufgeklappt und die Haut wie ein Schiebedach nach hinten geschoben. Eine junge Frau sah, wie sich das Wasser um den Mann rot färbte, schnappte sich ihr Handtuch und half ihm aus dem Wasser. Sie legte den Hautlappen wieder an Ort und Stelle zurück, drückte das Handtuch auf die Wunde und wies einen anderen Schwimmbadgast an, die 112 zu rufen. Als es für unseren Flipper dann in den Rettungswagen ging, drückte sie ihm noch schnell ihre Karte in die Hand, falls die Versicherung Fragen haben sollte. Welche Versicherung sie auch immer meinte, auf jeden Fall wurde die Geheimratsecke im Krankenhaus geklammert und die beiden Wasserratten wurden am Ende sogar noch ein Paar.

So kann es auch gehen. Selbst wenn jemand bereits klinisch tot ist oder die Hoffnung auf den passenden Partner aufgegeben hat – es lohnt sich immer zu helfen. Wie die Geschichten dann tatsächlich ausgehen, das kann niemand vorhersagen. Wurde Erste Hilfe geleistet, ist die Chance auf ein Happy End auf jeden Fall deutlich höher.

NACHWORT

Wenn ich eine Sache in meinen bundesweiten Notfalltrainings mit insgesamt über 4000 Ärzten, Pflegekräften und medizinischen Laien gelernt habe, ist es, dass Menschen grundsätzlich helfen wollen, aber trotz diverser Kurse in einer Notfallsituation oft nicht wissen, wie, oder einfach Angst haben. Aus diesem Grund habt ihr wahrscheinlich auch dieses Buch in den Händen, und darüber freue ich mich sehr. Denn damit möchte ich euch ganz einfach eine Hilfestellung geben, die sich auf das wirklich Wichtige konzentriert. In der Schule, in der Ausbildung und im Studium hat mich immer total genervt, dass oftmals Ausbilder vor mir standen, die nicht in der Lage waren, den Inhalt zielgruppenorientiert aufzubereiten. Da wurde über die wildesten Kolibris geredet, anstatt einfach zu sagen: Leute, diese drei Punkte sind entscheidend, alles andere braucht ihr erst mal nicht. Und leider tun wir das auch im Bereich Notfallmedizin. Keine Station einer Uniklinik und keine Arztpraxis erlebt routinemäßig drei Reanimationen täglich. Auch dort ist ein Notfall wie für den Rest der Bevölkerung etwas Seltenes. Also ist es superwichtig, genau zu überlegen, was im Notfalltraining vermittelt werden soll und muss. Was braucht meine Zielgruppe wirklich? Denn nur das sollte trainiert werden.

Ich habe schon sehr früh angefangen, Notfalltrainings zu geben, kurz, kompakt und praxisorientiert, später auch in der Uniklinik und schließlich und bis heute über meine Firma. Und weil mir vor allem Privatpersonen und Laien als Ersthelfer besonders am Herzen liegen, gibt es dazu noch mein Showprogramm und dieses Buch. Denn ihr seid es, die in der Regel als Erstes in einer Notfallsituation helfen müsst. Wobei, dazu fällt mir eine wirklich allerletzte, aber eben sehr witzige Geschichte ein, die mir neulich im Zug passiert ist: Es war tatsächlich das erste Mal in meiner Karriere, dass ich als Passagier im Zug die Durchsage hörte: »Ist ein Arzt an Bord, Notfall im Wagen Nummer fünf.«

»Juhu«, dachte ich, »endlich ist er gekommen, mein großer Auftritt als Arzt im Zug!« Nichts wie los Richtung Wagen Nummer fünf. Als ich dort ankam, wollte mich der Zugbegleiter wieder wegschicken mit den Worten: »Es gibt hier nix zu sehen, gehen Sie weiter!« Schon wieder einer, der mir die Rolle als Notarzt nicht abnimmt, überlegte ich erst. Aber so war es gar nicht. In der halben Minute nach der Durchsage waren tatsächlich zwei Leitende Notärzte, ein Anästhesist, eine Orthopädin, eine Dermatologin, ein Pädiater und ich vor Ort. Das würden wir im Krankenhaus so schnell nicht schaffen. Der Patientin ging es dann auch ruck, zuck wieder gut, sie hatte nur kurz Kontakt mit dem Boden der Toilette gehabt, weil ihr der Kreislauf abgesackt war. Die Anwesenden waren sich schnell einig, dass das Nickerchen auf der Zugtoilette sehr wahrscheinlich kein großes Problem war, und übergaben vertrauensvoll an die Hautärztin.

Wieder einmal eine Geschichte, die zeigt, dass Rettungsdienst und Comedy super zusammenpassen. Klar, im Rettungsdienst erlebt man auch furchtbare Dinge. Aber neben den Notfällen gibt es bei den Einsätzen auch ganz viele lustige und skurrile Situationen und Vorkommnisse. Diese Geschichten habe ich gesammelt und bin damit vor vielen Jahren einfach mal zu Open Mics gegangen. Das sind Veranstaltungen, bei denen zum Beispiel Comedians ihre neuen Gags testen können. Den Versuch wollte ich wagen. Außerdem wollte ich sehen, ob ein Laienpublikum Notfall-Witze versteht und wo da thematisch die Schmerzgrenze liegt.

Tja, und was soll ich sagen, das hat so gut geklappt, dass ich nach und nach mit meinem Programm bei immer größeren Comedy-Veranstaltungen aufgetreten bin. Und ich gebe ehrlich zu, wenn die Gags funktionieren, dann ist das ein herrliches Gefühl. Noch mehr freue ich mich allerdings, wenn mich Menschen nach meiner Show ansprechen und sagen: »Du, Lüder, ganz ehrlich, ich hatte keine Ahnung mehr, was ich bei einem Notfall tun muss. Aber mich noch mal in einen Erste-Hilfe-Kurs reinzusetzen, dazu fehlte mir bisher wirklich die Motivation. Aber heute, in deiner Show, das war ja nicht nur witzig, sondern ich fühle mich jetzt wirklich sicherer, wenn ich als Ersthelfer agieren müsste.«

Und genau das war mein Ziel. Weil wir als Rettungskräfte die Ersthelfer vor Ort wirklich, wirklich brauchen, habe ich mich gefragt: Wie erreiche ich genau diese Leute? So kam ich auf die Idee meiner Infotainment-Show *Scheiße, ein Notfall*. Eine Kombination aus »Was mache ich als Laie beim Notfall« und Stand-up-Comedy. Natürlich ersetzt die Show kein Notfalltraining, aber sie bietet neben einem echt fantastischen Abend auch den Aha-Effekt »Mensch, das ist ja viel einfacher als gedacht«.

Ebenso ist es mit diesem Buch, damit möchte ich euch einiges erklären und zugleich ein bisschen zum Schmunzeln bringen. Natürlich war es nicht ganz einfach, das alles hier so runterzuschreiben. Und während ich an diesem Buch gearbeitet habe, gab es leider keinen anderen Notarzt im ganzen Land, der zur Verfügung stand. Gut, nun kann ich es ja zugeben, eigentlich habe ich seit Seite 38 einen Notfalleinsatz. Aber ich habe es wie bei meinem Bühnenprogramm in Krefeld gehandhabt, von dem ich am Anfang erzählt habe, und das Buch erst einmal fertig geschrieben, ist doch klar. Jetzt gucke ich mal, was da los ist, und schnappe mir noch schnell ein Franzbrötchen zur Stärkung beim Bäcker nebenan.

So, und damit sind die drei Säulen meiner Mission nun auch komplett: das kompakte Notfalltraining, meine Show und dieses Buch. Toll, dass ihr ein Teil davon seid!

Anhang

AUF EINEN BLICK

Wenn ihr in eine Notfallsituation kommt, gilt als Erstes: Achtet stets auf eure eigene Sicherheit und wählt dann den Notruf. Und habt keine Angst vor dem Helfen, ihr könnt das!

Notruf: Den Rettungsdienst ruft ihr über die 112.

Notfallsituation I: Person ist bei Bewusstsein mit Problem

- Ansprechen
- 112 anrufen
- Bei der Person bleiben

Notfallsituation II: Person ist bewusstlos mit Atmung

- Person ansprechen und leicht an der Schulter rütteln
- Atemkontrolle
- 112 anrufen
- Seitenlage
- Atmung weiterhin kontrollieren

Notfallsituation III: Person ist bewusstlos ohne Atmung

- Person ansprechen und leicht an der Schulter rütteln
- Atemkontrolle
- 112 anrufen
- Herzdruckmassage: 100 Kompressionen pro Minute, 5 bis 6 Zentimeter tief drücken

MEINE DATEN FÜR DEN NOTFALL

Name, Vorname: ______________________________

Geburtsdatum: ______________________________

Blutgruppe und Rhesusfaktor: ______________________________

Allergien: ______________________________

____

Vorerkrankungen: ______________________________

____

Medikamentöse Dauertherapie: ______________________________

Hausarzt/Hausärztin: ______________________________

Letzte Tetanus-Impfung am:

Mein Notfallkontakt I

Name, Vorname: ______________________________

Telefonnummer: ______________________________

Mein Notfallkontakt II

Name, Vorname: ______________________________

Telefonnummer: ______________________________

Ablageort Patientenverfügung: ______________________________

SACHREGISTER

ÜBER DEN AUTOR

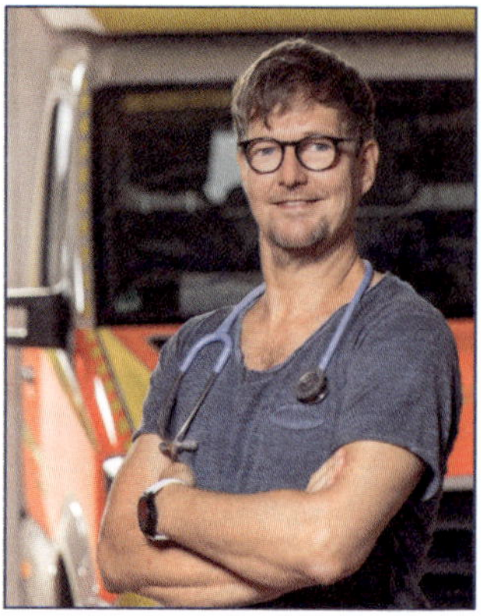

Dr. med. Lüder Warnken zeigt viele Facetten: Während er tagsüber als Notarzt Leben rettet, steht er abends als Comedian auf der Bühne und tourt mit seinem Infotainment-Programm durch ganz Deutschland. Auf humorvolle Art nimmt er dabei den Menschen die Angst vor einem Notfall. Zudem macht er sowohl Laien als auch medizinisches Fachpersonal in kompakten Notfalltrainings fit für den Ernstfall. Sein Credo lautet dabei immer: Im Notfall zu helfen, ist ganz einfach.